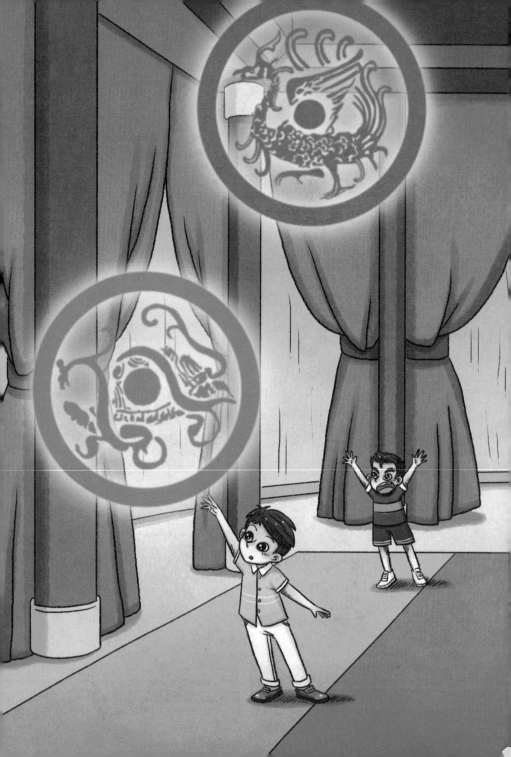

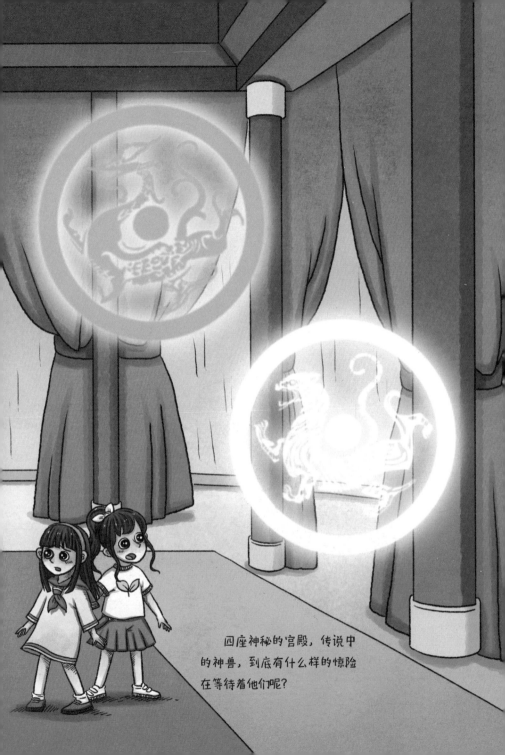

四座神秘的宫殿，传说中的神兽，到底有什么样的惊险在等待着他们呢？

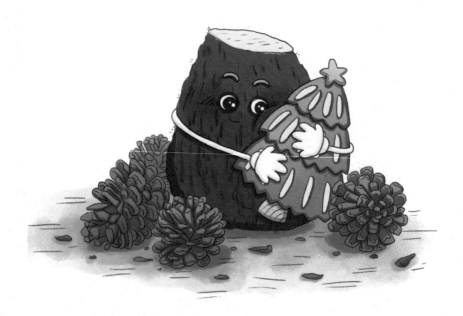

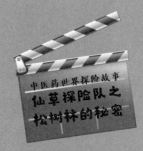

中医药世界探险故事
仙草探险队之
松树林的秘密

小茯苓

　　爸爸是位中医大夫，给她起了个名字——小茯苓，希望她能像松树旁的茯苓一样充满灵气。小茯苓从小就与别人不一样，她的小脑袋里充满了各种稀奇古怪的想法，总是做着与众不同的事情。在小伙伴心目中，她是个标准的女汉子，路见不平，拔刀相助，但有点小粗心，也有些小急躁。

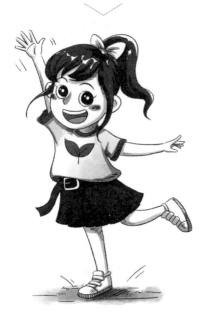

人物介绍

- 小茯苓
- 林夏夏
- 田小七
- 毛毛
- 灵儿
- 青龙
- 白虎
- 朱雀
- 玄武
- 朱雀徒弟
- 壮汉
- 邱爸爸
- 白胡子爷爷

林夏夏

毛毛口中的"大小姐"，大家心中的乖乖女，胆子小，身体弱，刚开始探险时，总会出一些让人担忧的状况。这样一个文静胆小的女孩子，能跟随小伙伴们完成探险任务吗？

田小七

小茯苓心中的偶像，高高的帅小伙，爱帮助别人，幽默风趣，知识渊博。虽然看起来很自信，但害怕失败，不敢挑战新事物，只愿意做那些有把握的事情，小茯苓能改变他吗？

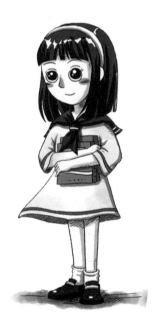

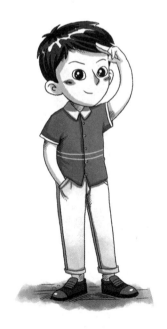

毛毛

　　小伙伴心目中标准的调皮孩子，自认为是个学渣，但好奇心强。在探险的过程中，他状况百出，却也领悟到知识的神奇魅力，面对强悍自己多倍的敌人，他能否化险为夷呢？

灵儿

　　一只充满灵气的小鼯鼠，大大的眼睛，小小的身躯，被白胡子爷爷养大，送到了这个世界，它的身上到底背负了什么样的使命？

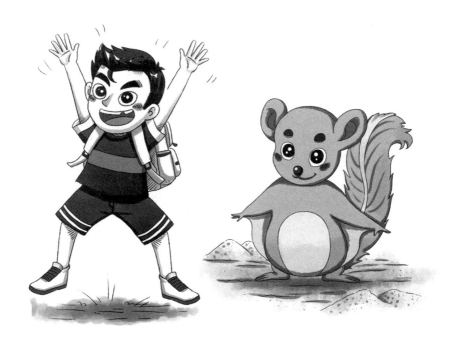

青龙

色青，属木，居青龙殿，代表春季生发之象。为一条性格活泼好动的青龙，口中哈欠连天，却劲头十足，对事物充满了好奇，常瞪着圆圆的眼睛。可化为俊俏少年，着一袭青衣，眉目俊秀，顾盼生神，气宇轩昂。

白虎

色白，属金，居白虎堂，代表秋季凉爽之象。为一只巨大的白虎，性格沉稳，常蹙眉思考。可化为白衣男子，高大健壮，孔武有力，眉目有神，长须飘逸。

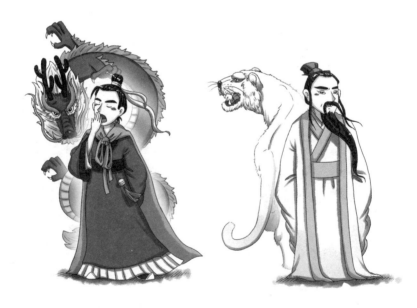

朱雀

色红，属火，居朱雀门，代表夏季炎热之象。为一只体型庞大的神鸟，外有雍容华贵之象，有几分像凤凰，却又有几分不像，性格火烈。可化为红衣女子，柳眉飞扬，口若含丹，面孔秀丽，又不失威严。

玄武

色黑，属水，居玄武宫，代表冬季寒冷之象。为一只乌龟和一条蛇之合体，二者性格迥异，乌龟无所不知、无所不晓，从容不迫，蛇快言快语，辅助乌龟。龟蛇共同化为黑衣长者，慈祥可亲，但又有一点调皮。

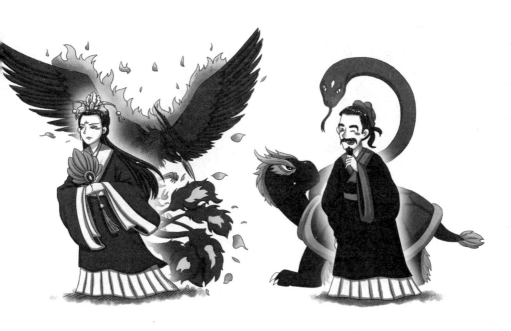

朱雀徒弟

　　为凤凰前身，唯经历烈火，方可重生，而成为百鸟之王，故有凤凰涅槃、浴火重生的典故。

壮汉

　　体格魁梧，留着络腮胡子，浓浓的眉毛拧在一起，两只铜铃般的眼睛，露出一副贪婪之象。

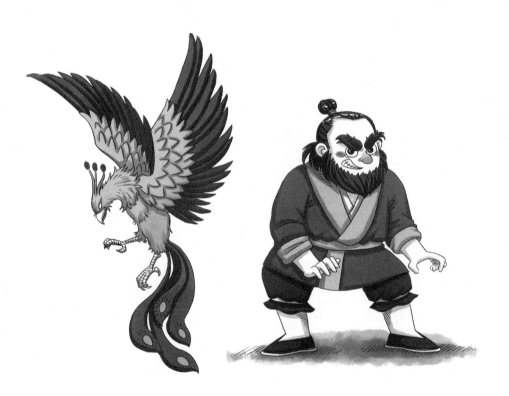

邱爸爸

小茯苓的爸爸，一位中医大夫。工作之余，他经常去贫困山区义诊，不仅有着精湛的医术，更有一颗慈善的内心。

白胡子爷爷

传说中寿星的样子，胡子很白、很长，几乎垂到了地上。他通晓历史、预知未来，却只是笑而不语、高深莫测。

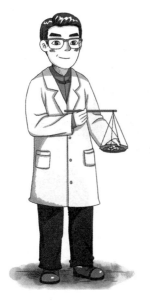
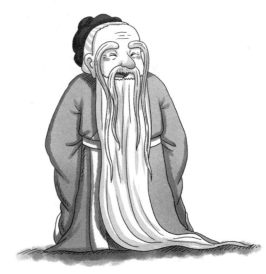

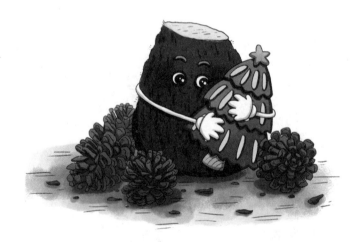

目录

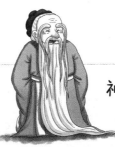

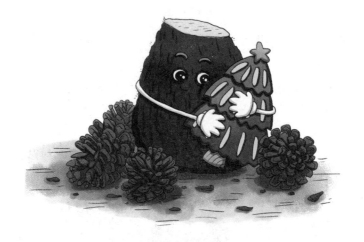

奇怪的黑色硬物

随着暗室的分崩离析，小伙伴们纷纷落入水中，水面却突然搅动了起来，生出一个湍急的漩涡，化成一个巨型水滑梯。随着阵阵惊叫声，大家顺着这个巨大的滑梯，急速滑入一个深渊。

猛然间，一个巨大的硬物冒了出来，拦住了小伙伴们的去路。毛毛一头撞了上去，顿觉头痛欲裂，发出一声惨叫。

"这到底是个什么东西？哎哟！硌死我了！我的头！"毛毛摸着额头，趴在这个硬物上，气恼地打量着它。

只见这个硬物外形不太规则，表面呈黑褐色，有很多突起。

硬物仿佛听到毛毛在说它，突然向后移动了一下，将小伙伴们猛地甩在地上。

"这是个什么？"小茯苓好奇地问，但没人回答，她趴在地上，想伸出手去摸摸，却感觉硬物再次往后移了一下。

小茯苓又往前伸了伸手，硬物居然又后移了一下，她不禁被吓了一跳，"你们快看，这个东西居然会动！"

"什么东西动了？是这个黑东西吗？怪吓人的，咱们还是离它远点吧！"林夏夏瞅了一眼，就赶紧躲到小茯苓的身后。

田小七饶有兴趣地凑了上去，"这不是动物吧！难道这是植物吗？植物一般不会动呀！小茯苓，你是产生错觉了吧！"说完，他也想摸一摸这个硬物。

"别动它！"不知道从哪里传来一声断喝。

"这是谁在说话？"田小七吓得后退了一步。

"等等，这个声音怎么这么熟悉？"小茯苓竖起耳朵，仔细分辨着。

"难道是这个怪东西说话了？"毛毛几乎忘记了头痛，全部的兴趣都被这个黑黑的怪东西吸引了，他不禁伸出手去摸。

"我说过了！别乱动！"那个熟悉的、威严的声音又响了起来。

"到底是谁在说话？"田小七环顾四周，却只看见了茫然的小茯苓、毛毛和林夏夏。

"孩子们，这可不是东西！不能碰！"一个灵巧的身影飞了过来，停到硬物上，居然是灵儿！

"灵儿！刚才是你在说话吗？怎么听起来又像你？又不像你？难道你认识这个黑东西？"小茯苓定睛一看，真的是灵儿，不禁问道。

"小茯苓，我说过了，这可不是什么东西！"灵儿语重心长地说，那语气像极了老爷爷。

"灵儿，你怎么了？怎么这样说话了呢？"小茯苓走过去，想和往常一样，抱起灵儿，却被灵儿闪开了。

"你们这些孩子，一定要记住，在这个世界里，千万不要乱摸，也不要乱动，否则会有不好的事情发生。"灵儿飞到一边，继续用老爷爷的腔调说着话，学得惟妙惟肖。

"灵儿，你还是那个灵儿吗？别再吓唬我们了！"小茯苓很着急，心里也有些害怕。

"你不让我们动可以。那你说说看，这究竟是什么东西？"毛毛倒不害怕。

"我说过了，这可不是什么东西。现在还不是时候，到最后，一切谜底会被解开，别着急。"说完，灵儿轻轻拍了一下这个黑色的硬物，只见那硬物嗖的一声，竟然凭空消失了！

黑色硬物消失了，灵儿却呆在了那里。

小茯苓着急地跑过去，"灵儿，你别吓唬我！你怎么啦？"

"灵儿，你怎么啦？"大家一起围到灵儿旁边。

"哎！说你呢！"毛毛毫不客气地拍了一下灵儿，差点把呆住的灵儿给拍落在地上。

灵儿猛然打了一个激灵，"你们围着我干吗？刚才谁打我？"

"灵儿，你刚才怎么啦？"

"灵儿，你刚才变成一个老爷爷了！"

"灵儿，那个黑东西到底是什么呀？"

小伙伴们七嘴八舌，一起发问，把灵儿搞晕了。

"好了！别围着我了，能不能只有一个声音，到底发生了什么事情？"灵儿堵住了耳朵。

"我来说！"小茯苓一五一十地说了。

"我？变成老爷爷了？"灵儿不信。

"你真的变成一个老爷爷了，不过外表没变，还像个老，老……不过你说话的口气可真像一个老头！"毛毛猛然想起灵儿的忌讳，赶紧把"老鼠"两个字生生给咽了下去，换了个说法。

"难道是？我明白了！"灵儿好像明白了，但大家都不明白。

灵儿转过身，对大家说："我们现在最重要的事情是找到白胡子爷爷！他一定知道。"

"白胡子爷爷，他真的在这个世界里？"小茯苓感到十分意外。

"那当然，这就是我生活的世界，我能认不出？有一种格外熟悉的感觉！"

"那我爸爸呢，是不是也在这个世界里？"

"一切皆有可能。"灵儿无法回答小茯苓的问题，它不能确定小茯苓的爸爸在不在这个世界里。

"那他在哪里？快带我去！"小茯苓绝不放弃任何一个寻找爸爸的机会。

但灵儿并没有回答她，却岔开话题，"你们都饿了吧？"

"当然饿了！"毛毛大声呼应着，同时肚子也叫起来。

"那跟我走！我先带你们去找吃的吧。"灵儿说完，飞到半空中。

"吃的！哪里有吃的？"毛毛跟着灵儿，怀揣着对美食的渴望，小步跑起来。他回头见大家都没动，马上催促着，"快点！快点走啊！"

"灵儿，你要带我们去哪里吃饭呀？"走了很久之后，小茯苓问。

"我也不知道？"灵儿一摆手。

"哎！你不是说带我去吃东西吗？你不是生活在这个世界里吗？"毛毛着急了。

"灵儿，你不是和白胡子爷爷生活在一起吗？这里你应该很熟悉的呀！”小茯苓问。

“这个地方我又没来过。难道你们会认识你们那个世界的每一条道路吗？”灵儿反问道。

“那还能有吃的东西吗？”毛毛更着急了。

“灵儿，帮忙照亮一点！”田小七对灵儿说，他一直在观察四周，好像看到了什么。

灵儿使出法术，把四周照亮了。田小七用手指着上方说：“你们快看！那里好像卧着一条龙。”

在火光照耀下，大家这才注意到，他们居然来到了一个宫殿，虽没有金碧辉煌的感觉，却也雕栏玉砌，有宏伟壮观之貌。最为抢眼的是，其中一根柱子上竟然盘着一条青龙，龙头扬起，圆圆的眼睛瞪着，须发飘扬，栩栩如生。

“这是雕刻的吗？太像真的了！你瞧这麟！还有这头！”毛毛找不出什么词语来形容，只是一个劲地称赞。

“这不会是真的龙吧？”小茯苓问。

“不会吧！如果是真的龙，就不会一动不动了。”林夏夏可不希望是真的龙。

“这里怎么会出现一条龙呢？单独出现一条龙？”小茯苓好像问自己，又好像在问大家。

毛毛冲着龙走过去，他完全被这条龙吸引了，这条龙太像

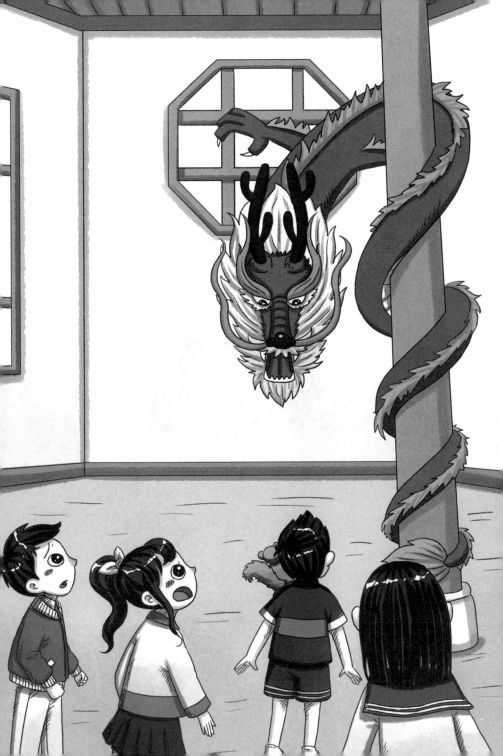

真的了，他就想摸摸它。

但是，走着走着，毛毛忽然感觉到龙的眼睛好像动了一下。

毛毛赶紧揉揉眼睛，是不是自己看错了？

没过一会，龙好像又眨了眨眼睛。

"龙活了！龙活了！"毛毛回过头，大声喊出来。

"你怎么知道的？我还没见过活龙呢。"小茯苓不信。

"你别吓唬人！"林夏夏也不信。

"毛毛，你要知道，龙只存在于传说和文学作品中，是人们虚拟……"田小七正在讲解着，却发现小伙伴们的脸色全都变了。

他不禁转头一看，只见柱子上的青龙一跃而下，依旧瞪着眼睛，咧开嘴，冲他们飞驰而来。

复活的青龙

　　田小七很奇怪，这难道是真正的龙吗？龙怎么会活过来？

　　忽然，田小七的胳膊被一只有力的手抓住，同时听到一声大喊："小七，你发什么愣！你倒是快跑呀！"

　　毛毛说完，拉着田小七飞奔了起来。

　　青龙稍一迟疑，继而跟上了这支逃跑的队伍。

　　令人奇怪的是，青龙并不急于追上他们，只是在后面慢慢跟着。

　　小茯苓一边跑着，一边问灵儿："咱往哪里跑！"

　　"这个真不知道啊！"灵儿呼呼地飞着。

青龙

　　活泼好动，色青，属木，代表春季升发之象，万物复苏。

"那咱也不能一直跑呀！"跑了一会，小茯苓感觉腿都有些软了，使劲喘着粗气，后悔平时锻炼得少。

她心里暗想：等回去之后，一定要多锻炼、多跑步，好好练习一下这项自救技能。

"赶紧找个地方藏起来！咱们肯定跑不过那条龙！咱们费力气，它又不费力气！"毛毛的话非常在理。

"对了！找个地方躲起来！"灵儿也觉得在理，它往四周一看，看到一个缝隙，忽地飞了进去。

小伙伴们赶紧急刹车，可谁也钻不进这个缝隙，除了灵儿自己。

"灵儿！你倒是找个大点的地方！我们进不去呀！"毛毛自测了一下自己的身体，一点进去的希望都没有。

"我都进不去！"小伙伴们中就数林夏夏最瘦了，但也挤不进那个缝隙。

"我错了！我错了！我忘记你们比我个头大了！"灵儿快速飞出来，飞到前面，不一会就飞回来了，"前面有个大缝隙，我感觉毛毛都能钻进去。"

"什么叫我都能钻进去？我可是个灵活的胖子！"毛毛不满意这种说法，极力反驳。

"停！"灵儿大声喊着。

大家又一个急刹车，停下来。灵儿嗖地钻进了一个缝隙，果然这是个很大的缝隙，大家都能钻进去，走了不一会儿，里面出现了一个洞，而洞里还有一个通道，黑漆漆的，不知道通往哪里。

"别有洞天！"田小七惊叹道。

"好险呀！"毛毛抹了一把汗。

"可吓死我了！"林夏夏感觉心还在怦怦地跳。

"这会通往哪里？"田小七指着洞里的通道问。

"不知道呀！这里深不见底！怪吓人的！"小茯苓看了看这个通道，心里直打鼓。

毛毛打断了大家的讨论："别研究了，咱们又不进去，等一会躲过青龙，咱们就出去。"

"我还有个问题，这个缝隙这么大，毛毛都能钻进来，那条青龙难道钻不进来吗？我感觉它的腰围和毛毛差不多。"田小七发出一个疑问。

"你凭什么说我们差不多？"毛毛问。

"我感觉你们的腰围是差不多。"小茯苓添了一句。

"我比它的腰围细多了！"毛毛不服气，自己摸了摸腰，却摸到了隆起的小肚子，说话都没有底气了。

"别说话！"田小七屏住呼吸，听着外面的动静，"坏了，我怎么感觉到那条青龙跟来了呢？"

"我怎么没有感觉到？你别吓唬人！"毛毛不信，他走到缝隙旁边，向外张望着，希望能否定田小七的话。

突然，一个巨大的龙头钻了进来，张开大嘴，吼叫着，它口中的热气和口水一起喷到了毛毛的脸上，吓得毛毛往后踉跄了好几步，差点摔倒在地。

"它！它进来了！它进来了！快跑啊！"毛毛喊起来。

这次小伙伴们谁也没有犹豫，齐刷刷地钻进了那个深不见底、黑漆漆的通道。

"它在跟着我们吗？"林夏夏颤抖的声音，让每个人都格外紧张。

"这个通道小，它应该进不来了吧！"毛毛自我安慰着，但声音很小。

"可是我认为，只要毛毛能进的洞口，它就能进来！"林夏夏小声说。

"行了！夏夏，你能说点让人高兴的话不？你这是偏见！我可比它苗条多了！"毛毛弱弱地抗议。

"别猜了，我点个火！看看它进来没有！"灵儿说着，它的小爪子往空中抓了一下，一束火焰点燃，洞里瞬间亮了起来。

借着亮光，毛毛看清了身边是林夏夏，林夏夏也看清了身边是毛毛和田小七，田小七看清了身边是林夏夏和小茯苓。

但小茯苓，看清了前面是田小七，她下意识地往后面瞥了一眼。这一眼，吓得她直接叫了出来："天呀！这是个什么怪物？"

甩不掉的青龙

听到小茯苓的喊叫，田小七也看到了青龙居然又跟着他们进入了通道，头顶着小茯苓的后背，眼睛也瞪着她。

这么近的距离，小茯苓甚至能看清青龙的每一根须、每一块鳞甲，她吓得直哆嗦，话也说不连贯了，结结巴巴地问："龙，龙，龙大哥，您，您到底想干什么？"

"小茯苓，你觉得它能听懂你的话吗？"田小七问。

只见青龙的眼睛闪了一下，然后眯起眼睛、张开大嘴，这个动作可把小茯苓给吓坏了，她感觉青龙马上要把自己吃掉了。

"别怕！小茯苓，我来治它！"灵儿甩出一条绳索，飞过去，迅速捆住了青龙的嘴巴。

青龙刚张开大嘴，万万没想到，突然被一条绳索给捆住了。它使劲挣扎着，无奈越挣扎，这绳索捆得越紧。

"快跑呀！难道你们还要待在这里看热闹不成！"灵儿提醒着几个孩子。

"对！快跑！"毛毛说完，一头扎入黑暗的通道里，小伙伴们也跟着他拼命地跑了起来。

不知道跑了多久，小茯苓问："咱们是不是甩掉青龙了？"

"我也不知道！"田小七气喘吁吁。

"哎哟！"随着一个撞墙的声音，前面传来了毛毛的一声尖叫，"疼死我了！别跑了，前面没有路了！"

灵儿飞到前面，小爪子往空中又挥了挥，亮光更加强了，大家都看清了四周，这是一个封闭的空间，除了刚才进来的通道，再无他路。

"这个地方可真奇怪！外面是个宫殿，里面却是个洞？"田小七感叹说。

"灵儿，你的绳子能捆住它吗？"小茯苓最关心的还是那条青龙。

"对呀！灵儿，你的绳子靠谱吗？我怎么看着不是太结实呢。"毛毛跟着追问。

"我也不知道！"灵儿的回答让每个人都紧张起来，"我也是第一次用，谁知道它结实不结实。"

"这么说，它可能还会跟过来？"小伙伴们更加紧张，都不约而同地往最里面挤了过去。

"这可怎么办？都没有逃走的路了！这个墙这么结实，咱也不能钻进去啊！"毛毛摸着墙壁说。

"我也很害怕！小七，你说龙会吃人吗？"林夏夏问田小七。

田小七也回答不出来，因为他也没有见过龙，龙只是存在于传说和文学作品中。

"对了，灵儿，你不是生活在这个世界里吗？你怎么不认识它？"毛毛问。

"哎呀！这个世界这么大，我哪里能够认识它们每一个呢？"灵儿无奈地说。

"灵儿，关键是你的绳子能捆住它吗？"田小七再次强调了大家担心的问题。

"这个我刚才说过了，我没有把握。这要是在其他的世界里，我还能有几分把握，但在这个世界里，还真是有些不确定。"

"灵儿，这个世界到底有什么不同？"田小七追问。

"这个世界变幻莫测，什么事情都有可能发生。"灵儿的回答，让田小七一头雾水。

"说得对！就靠一个破绳子，休想捆住我！"一个陌生的声音传来。

小茯苓听到这个声音，出了一身冷汗，暗自希望不是青龙。

但事与愿违，她回头一看，那条青龙，居然又晃着脑袋出现了。

"啊！它又来了！它怎么还会说话！太可怕了！灵儿，快想想办法呀！"

"灵儿，快救救我们！"

"灵儿，再变出个绳子捆住它！"

小伙伴们吓得躲到了一起，大声呼唤着灵儿，希望它能拯救大家，但灵儿却一点办法都没有。

"我有个问题，你们为什么这么怕我？我长得很可怕吗？"青龙想仰起脑袋，不料碰到了洞顶，疼得它龇牙咧嘴。

"我看它倒不像个坏龙！"小茯苓悄悄给田小七说。

"我连龙都没见过，无法分辨好龙和坏龙。"田小七作为学霸，回答依然是滴水不漏。

"我也这样想的，看它的样子好像并不坏！"毛毛也赞同。

"真的不像坏龙，咱们跟它聊聊，求它放过咱们！"林夏夏看着小茯苓，小茯苓点点头。

"你为什么追我们？"小茯苓开始谈判。

"你们闯入我的领地，我当然要问问你们是谁？从哪里来的？难道要我装作看不见吗？"青龙也一肚子委屈。

"这倒也是！"小茯苓无话可说，人家青龙追自己是有理由的，只是自己没有给人家机会发问。

"我们是从……"小莪苓简单地把来龙去脉说了一下，但也并不期待青龙会相信。因为他们的经历听起来，实在是太不可思议了。

"哦，原来是这样！"青龙居然信了。

"你为什么不怀疑我们？"毛毛忍不住问。

"我为什么要怀疑你们呢？"青龙歪着脑袋，看着毛毛。

"你不觉得我们的经历很荒谬吗？"毛毛问。作为一个经常被老师和家长怀疑的孩子，他马上就对青龙产生了莫名的好感。

"我倒不觉得荒谬，只是觉得你们几个太脏了，该洗洗了！"青龙说完，口中喷出一股水流，冲向几个小伙伴。

小伙伴们猝不及防，被冲到了地上，想用手去挡住，但无奈这水流太大了。

冲了好大一会，青龙才停了下来，看了看小伙伴们，说："好了，应该差不多干净了！"

"你！你用的什么水？"小莪苓问。

"小莪苓，你还用问，它口中喷出来的水，自然是口水！"毛毛皱着眉头说。

"对，是口水。"青龙点点头。

"以后你再用口水冲洗我们，需要先问问我们的意见！"小莪苓抗议道。

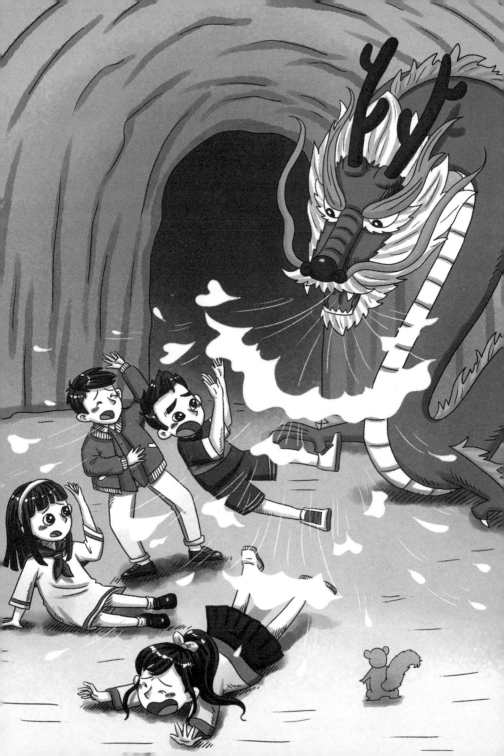

"这还要问呀！你们来到我的领地，并且这么脏，就该洗一洗！"青龙不太能理解，"对了，你们刚才为什么要偷袭我！"

"我们什么时候偷袭你了？"小茯苓问。

"就是，你一直跟着我们跑！我们可没偷袭你！"

"那刚才我打哈欠，你们却用绳子捆住了我的嘴巴。你们可知道哈欠被憋回去的那种感觉吗？"青龙有些生气，"这还不算偷袭吗？"

"我以为你要吃我们呢！"小茯苓解释道。

"我吃你们？你们难道好吃吗？好吃我也不吃！这么脏！哼！"青龙说完，做出一个不屑一顾的表情。

"龙大哥，你让让，咱们出去说话行吗？这里挤不开，咱们多难受啊！"毛毛实在忍不住了，他被挤在墙面上，脸紧贴着墙，于是插了一嘴。

"不行，我还没问完呢！再说你们要想出去，得说出密码才行！"青龙小心地晃了晃脑袋，生怕再撞到墙上。

"密码？什么密码？"小茯苓看着小伙伴们，大家面面相觑，谁也不知道青龙的密码是什么。

青龙的密码

"你的密码是什么？"小茯苓问。

"你们猜。"青龙说道。

"我们第一次来，哪里知道你的密码呀！好兄弟，你这次告诉我们，我们下次来就知道了。"毛毛想套话。

"猜不出？"青龙又想抬头，可想到刚才碰得那么疼，就没敢抬头。

"那我就等你们，反正我有的是时间。"青龙俯下身子，头趴在地上，睁大眼睛望着他们。

"要是，要是我们想不出来呢？"小茯苓弱弱地问。

"那就继续等下去呗，反正我有的是时间！"青龙顿了顿，说："不过话又说回来了，你们可真笨！上次有个人进来，人家一下子就猜中了。"

"谁？"小茯苓问。

"说了你们也不认识，不过我也不认识。个子高高的一个男人，很奇怪的是，眼睛前面有两个圆圈。"青龙回忆说。

"我爸爸！一定是我爸爸！"小茯苓惊喜地喊出来，"那我爸爸他人呢？"

"那是你爸爸？你想知道他去了哪里？也得先说出我的密码！"青龙不说。

"我怎么会知道你的密码！快告诉我爸爸去哪里了！"小茯苓急于知道爸爸的下落，她想用手去抓青龙，但被田小七拦住了。

"小茯苓，别急，你看青龙这个样子，是不会说出你爸爸下落的，咱们先想想密码吧。"田小七说。

"可我哪里知道它的密码？"小茯苓急哭了。

"你冷静想一想，如果那个人真是你爸爸，并且一下就猜出了密码，这说明什么？"田小七仔细地梳理着线索。

"说明密码很简单！"毛毛抢着回答。

"密码简单？那你说说看！"田小七问毛毛，毛毛愣住了，他不知道如何回答。

"那说明什么？"小茯苓也想知道为什么。

"说明你爸爸很熟悉密码的内容，那你爸爸为什么熟悉呢？这有可能是因为密码是他的专业知识。"田小七推理的样子很有趣，如果再叼一根烟斗，很像大侦探福尔摩斯，"而你爸爸是个中医师，那么这个密码，应该和中医有关系。"

"和中医有关？"小茯苓感觉田小七的话有一定道理。

"你说得倒是简单，和中医有关。中医知识多着呢，哪个方面呀？"毛毛撇撇嘴，不以为然地说。

"别急嘛，慢慢分析，你着急什么？这只龙都不急。"田小七笑了。

"就是，皇帝不急太监急！"林夏夏笑了。

青龙的确没有着急的样子，它正懒散地打着哈欠，趴在地上，几乎要睡着了。

"小茯苓，你爸爸有没有给你讲过和龙有关系的中医知识？"田小七继续启发小茯苓。

"龙？和龙有关系的中医知识？"小茯苓使劲想着，"让我想想，和龙有关系的？哦，对了！爸爸曾给我讲过小青龙汤。"

"小青龙汤？还真有呀？"田小七没有想到，自己的推理居然真的有效。

"难道是用小青龙做的汤？"毛毛饶有兴趣地凑过来问。

但小茯苓没有理他，"有一次，我听爸爸打电话，好像给他同事讲，那就用小青龙汤吧。我问爸爸小青龙汤是什么？爸爸说是一首中医方剂，我很奇怪怎么起这个名字？"

"对呀，怎么起这个名字？"毛毛也想知道。

"毛毛，你真像个复读机，别说话了，让小茯苓讲完。"林夏夏打断了毛毛的提问。

"我爸爸说，小青龙汤能散身体的外寒，也能调理身体的水，使身体的机能恢复正常。"

"身体的水是什么意思？"毛毛疑惑了，田小七也表示不明白。

"我问爸爸身体的水是什么意思？爸爸举了个例子，比如我们生活的环境，水正常运行的时候，一切井然有序。但是如果遇到洪灾，就需要治理水。而身体里水多了，积蓄起来无法正常运行，就需要小青龙汤去治理水。之所以叫小青龙汤，是因为在传说中，龙善于治水，所以用'青龙'来命名这个散寒治水的方子。"

"哦，小茯苓，是不是发小水灾，用小青龙汤。如果发了

小青龙汤

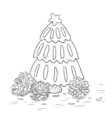

出自汉代著名医学家张仲景的著作《伤寒杂病论》，组成为麻黄、芍药、细辛、炙甘草、干姜、桂枝、五味子、半夏，具有散寒解表、温肺化饮的功效。主要治疗身体内有停留的水饮，又感受风寒而引起的病症，可出现怕冷、发热、头痛、身痛、咳嗽、气喘等症状。

大水灾，还有大青龙汤？"毛毛问。

"毛毛，你的确很有想象力！我听爸爸说的确有大青龙汤，治水作用更猛烈一些，并且还有其他作用。"小茯苓点点头。

"毛毛，你的想象力真的很丰富！"林夏夏也忍不住称赞道。

"哪有！哪有！"毛毛脸红了，毕竟能被表扬的机会可不多。

"那密码又会是什么呢？"小茯苓的注意力已经回到密码上了，她自言自语道，"难道是药物？"

"这个方子里面的药物是什么？既然是密码，一般来说是核心要素。"田小七分析说。

"核心要素是什么？"毛毛问。

"就是最重要的。"田小七回答。

"爸爸好像给我说过，最主要的药物是麻黄和桂枝，说这是个药对，很厉害的！"小茯苓突然想起来。

药对

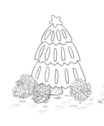

　　药对是中药的组合，好像一个小团队，一般两味药物居多。比如麻黄和桂枝就是一个常见药对。麻黄和桂枝都具有很强的发汗作用，是发汗要药。人感受外寒之后，需要发汗才能驱寒外出。麻黄和桂枝配伍之后，就是通过发汗把身体的寒邪驱除出去。此外，麻黄和桂枝也能通过宣肺和发汗，共同治理身体里的水。

小茯苓的话音还没落，只见青龙突然眼睛瞪圆、身上鳞甲张起，从口中发出一阵阵嚎叫声，声音越来越大，竟然引起了地动山摇。

"坏了！是不是说错了，把它给惹恼了？"林夏夏害怕了。

"快捂住耳朵，趴下！"田小七大声提醒着小伙伴们。

"把眼睛闭上吧！反正逃不掉了，睁着眼睛被干掉太可怕了！"毛毛的话不好听，却有道理。

虽然捂住了耳朵，但大家依旧能听到身边炸开的声音、崩裂的声音、脱离的声音，令人奇怪的是，却感受不到任何碎石飞到身上，但谁也不敢睁开眼睛看。

不知道过了多久，身边的各种声音好像消失了，毛毛偷偷睁开眼睛，惊呆了，他连滚带爬地找到田小七："小七，快看！小七，快看！"

田小七睁开眼睛一看，也大吃一惊，叫了出来："怎么变成这样了？"

青龙战士

　　田小七的叫声唤醒了小茯苓和林夏夏，灵儿也从小茯苓怀里爬了出来，小伙伴们睁开眼睛的瞬间，都被眼前的景象惊呆了，这里竟然变成了一片森林，郁郁葱葱的树木，潺潺的水声，阳光投射进来洒在水面上。

　　"这里怎么说变就变了？"毛毛问田小七，田小七当然也不知道。

　　"这一片一片的是什么树？"毛毛看着这些树木很熟悉、很常见，但是一时想不起。

　　"毛毛，你又不认得树了？脑壳里的知识又用完了？"林夏夏问。

　　"毛毛，你不是爱吃松子吗？"田小七笑着说。

　　"松子，特别好吃，尤其是炒得恰到好处的，那叫一个香！"毛毛咽了一口唾沫。

"松子是从哪里摘的？"田小七问。

"当然是松树啦！哦，原来这是松树呀！好大一片松树林！这该有多少颗松子啊？咱们一会找找吧。"毛毛又咽了一口唾沫。

"又想着吃！"林夏夏想笑话毛毛，但是没有力气了，她也很饿。

"你那么瘦！需要的能量当然就少。我这么胖！需要的能量也多！"毛毛摸了摸肚子，感觉里面咕噜噜直叫。

"我怎么感觉好像来过这里呢？"小茯苓若有所思。

"是不是像你爷爷家？"毛毛问。

"不像，小茯苓爷爷家附近松树不多，而这里只有松树！"田小七记得很清楚。

"不是，这不是我爷爷家。但我来过这里，一定来过！"小茯苓的话让人感觉不可思议。

"小茯苓，你想多了。再多想，就像我了！"毛毛不信。

"真的，可我也记不起来了。对了，那只青龙呢？"小茯苓问。

"刚才还在这里，是不是刚才的大爆炸，把它给吓跑了？"毛毛左看看、右看看，但青龙无影无踪了。

"你才吓跑了呢！我青龙怎么可能是胆小怕事之辈！没想到还有人惦记我呢！我在这里！"一个青色影子从空中翩然而至。

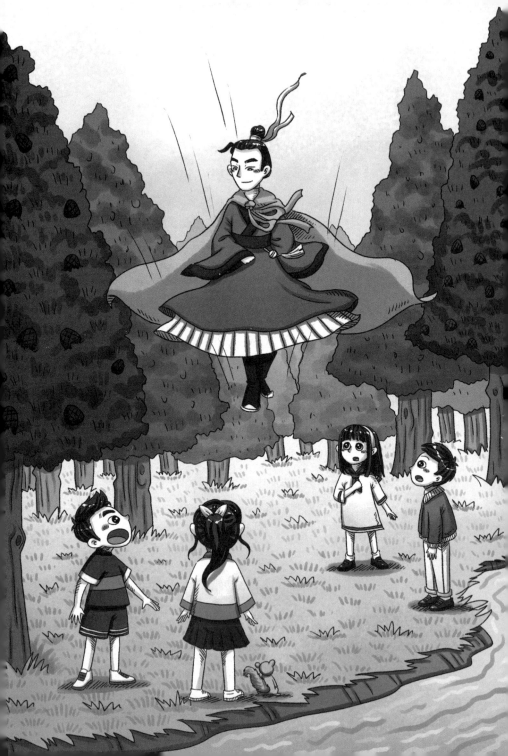

　　一个少年站在那里，着一袭青衣，一件披风，眉目俊秀，长发飘逸，在阳光的照耀下，竟然有些炫目。

　　"林夏夏，你看什么呢！"毛毛冷不丁捣了林夏夏一下，她的脸有些红了。

　　"他真帅呀！"林夏夏在小茯苓的耳朵边悄声说。

　　小茯苓点点头，比帅更重要的是，小茯苓想知道爸爸的下落。

　　"刚才是不是我们猜出了密码！"小茯苓问。

　　"是的，你猜出了！"少年点头。

　　"那青龙就是你变的吗？"

　　"我就是青龙，青龙就是我。我是青龙战士！"

　　"那你该告诉我爸爸的下落了！"小茯苓有些急切。

　　"你的爸爸去了白虎堂！"

　　"白虎堂？那又是什么地方？"

　　"那是我们这个世界的四大神殿之一，我这里是青龙殿，还有白虎堂、朱雀门、玄武宫。"

　　"这么多？青龙殿在哪里？"毛毛插嘴道。

　　"你们刚出来的地方就是青龙殿。"

　　"我爸爸为什么要去白虎堂？"

　　"我也不知道，他只说要去，没有告诉我为什么。"

"白虎堂是什么地方？"

"白虎堂里面有一只神兽，是一只白虎，威力无比！"

"啊！那我爸爸岂不是很危险吗？"

"这我可不知道。"

"我要去救爸爸！"小茯苓的眼泪在眼眶中转，她拼命忍住不让眼泪落下来，用手抹了一把，转身就要走。

"别着急，小茯苓，咱们先问清楚。"田小七拉住小茯苓，"青龙战士，我们怎么去白虎堂？"

"这里距白虎堂大概 10 万多里。"青龙战士回答说。

"也就是 5 万公里？"青龙战士的话让大家吃了一惊，田小七继续计算，"如果我们走过去，步速一般是每小时 5 公里，需要走 1 万小时。每年大概 365 天，也就是 8760 小时，就算我们不吃不喝不睡觉，也得走一年多才能到。"

"那可不行！我可以不睡，但绝对不能不吃不喝！"毛毛抗议。

"不睡也不行！"林夏夏也抗议。

"所以，小茯苓，咱们不能就这样走过去，得问问青龙战士，白虎堂在哪里？有什么办法过去？"

"小七，你说得对，我刚才又着急了。"小茯苓感激地看着田小七。

"办法当然有，要不我怎么叫青龙战士……啊哈……"青龙战士又打了一个哈欠，"我，我带你们去。"

"你怎么这么爱打哈欠，跟我上课的时候一样！"毛毛说。

"你懂什么，这叫春……啊哈……"青龙战士又打了一个哈欠，满足地说："春困。"

"好了！我打完哈欠了，你们过来吧。"青龙战士张开双臂，身上斗篷吹起，将几个小伙伴围在其中，忽而斗篷紧收，小伙伴们再也看不到外面，只闻风声阵阵。

"到了！出来吧！"青龙战士展开斗篷。小伙伴们看见一座大殿，白墙白瓦，矗立在森林里，平添了几分神秘。

殿的正中悬挂着一块匾，上面写着：白虎堂。

"我走了，咱们后会有期！"青龙战士说完，化成一股青烟，消失了。

"他有些像阿正呢！"田小七说。

"我也这样想，刚才恍惚间，感觉是阿正来了。"毛毛赞同小七的说法。

"他比阿正还要帅一些！"林夏夏更正道。

"得了，就你这么想吧！"毛毛想调侃林夏夏，但林夏夏已被小茯苓拽到殿前了。

"这座殿怎么是白色的，你不觉得它诡异吗？"林夏夏问小茯苓。

"夏夏，我怎么觉得里面有什么？是有一只大白虎吗？"小茯苓问林夏夏。

"我怎么会知道！我又不会算命！我……"林夏夏看到大门猛然开了，一只巨大的白虎从殿里跃然而出。

这只大虎仰天咆哮之后，俯下身子，用力一蹬，突然直扑过来，吓得林夏夏颤抖起来，大喊一声："救命！"

探险白虎堂

    小伙伴们看到林夏夏的脸色变得铁青，跌倒在地上，嘴中连喊着救命，都觉得很奇怪。

    "林夏夏，你怎么啦？"小茯苓想搀扶起林夏夏，但是林夏夏的身子一个劲地往后躲。

    "老虎！别抓我！放开我！"林夏夏试图用双手推过去。

    "夏夏，你别吓唬我！"小茯苓想拉起夏夏。

    "夏夏，你别开玩笑了！"毛毛不太信。

    "她究竟看到了什么？为什么我看不到？"小茯苓问灵儿。

    "我来试试！"灵儿飞过来，伸出小爪子，冲着林夏夏鼻唇沟的人中部位狠狠地掐了一把。

    "快救我！老虎咬我！"林夏夏大喊了一声，捂住了鼻唇沟。

    "夏夏，别害怕，我是老虎吗？"灵儿笑了。

    "老虎呢？"林夏夏捂着鼻唇沟，眼前的老虎消失了。

"哪里有什么老虎？"毛毛再次表示不信。

"我感觉她真的看见了老虎，虽然我们看不到。"小茯苓也不知道为什么，但是她相信林夏夏是真看到了老虎。

"小茯苓，这不科学。如果夏夏真的认为看到了，也只是她的幻觉。"田小七分析说。

"真的有一只老虎，和动物园里的老虎不一样，这只老虎是白色的。"

"这并不稀奇，动物园里也有白色的老虎，是孟加拉虎因为基因突变而产生的一个变种。"田小七说。

"我知道，我见过动物园里的白虎，但不一样。动物园里的白虎小多了！我刚看到的白虎特别大，单单是头，就有那么大！"林夏夏站起来，满怀恐惧地在空中用手比划了一下，感觉还要大一些，又用手使劲往外比划了一下。

"别吹牛了，哪有那么大的头，那白虎得有多大！你在学我吹牛？"毛毛不信。

"无论有没有，咱们进去看看，就可以判断是不是夏夏的幻觉了。"田小七提议。

"你们别去了，我一个人先进去看看，万一真的有一只白虎呢？"小茯苓想找爸爸的同时，也为伙伴们担心。

"那可不行，我得亲自验证一下是不是真的有一只大白虎，省得有人吹牛！"毛毛故意用眼睛瞥了一眼林夏夏。

"小茯苓，我们不会让你一个人进去的。咱们是个团队，挺厉害的团队，对吧？"田小七说。

"真的是很厉害，咱们经历了多少次探险？"这一次，林夏夏也鼓起了勇气。

"就是，小茯苓，我们不会让你一个人进去的。走吧，我带你们看看那只白虎！"毛毛几步窜到殿门口，伸出手，却停在半空中，"你们说，这个门一开，如果有只大白虎真的跑出来，咱们怎么对付它？"

"我知道！"林夏夏脑海中又闪现出一段记忆，"老虎首先会扑向我们，我们一定要躲开，然后它会反过来咬我们，我们可以拿个东西投到它嘴里。"

"我来喂老虎，我喂过猫、喂过兔子、喂过小狗，但还没喂过老虎呢！"毛毛倒是挺有兴趣干这件事。

"你喂它什么？"林夏夏问。

"我？我？"毛毛四下里找，找到一块石头，拿在手里，说："就喂它吃石头丸子。"

"毛毛，一定要小心，老虎可不是小狗小猫！"田小七提醒毛毛，同时好奇地问，"夏夏，你怎么知道老虎如何袭击人的？"

"我也不知道，只是脑海里有这一幕。"林夏夏说的话没人能明白。

殿门打开了，门里面阴森森的，一阵凉风吹来，小伙伴们顿觉身上生出一股寒意。

"刚才森林里还是春天的感觉，怎么在这个大殿里，会有秋天的感觉？阿嚏！"林夏夏打了一个喷嚏。

小伙伴们走进殿门，到了院里，又是一阵凉风袭来，树叶纷纷掉落，但除了树叶掉落的簌簌声，再无其他声音。眼前是一座正殿，格外雄伟；两座偏殿，却是正常尺寸。三座殿都是楼宇雕花、异常精美，只是殿门都紧闭着，似乎要关住什么东西。

"这么大的宫殿，莫不是真的藏了一只巨大的白虎？"田小七自言自语道。

"你听到什么声音了吗？"林夏夏走到小茯苓身边，悄声问。

"没有呀！你又听到什么声音了？"小茯苓反问。

"我也不确定，就是听到了一个怪声音。"林夏夏不能确定自己听到的是什么声音。

"别害怕，有我呢！"小茯苓抓住林夏夏的手，林夏夏点点头。

"咱们先进偏殿，还是正殿？"毛毛问。

"还是偏殿吧！估计如果真有什么，一般就在正殿里。咱们先了解一下宫殿的构造，做到心中有数。"田小七说完，走到左侧偏殿，打开门，果然如设想的一样，没有什么扑出来，房中空无一物。

"啥也没有！再看看右侧偏殿吧！"毛毛看到没有老虎扑出来，悬起的心也放下了，他快步跑到右侧偏殿，打开了门，这座殿里也空空如也。小茯苓走过去，却看到墙上有一张纸，被一把匕首插在墙上。

小茯苓快步过去，一把从墙上拽下匕首，把纸拿下来，上

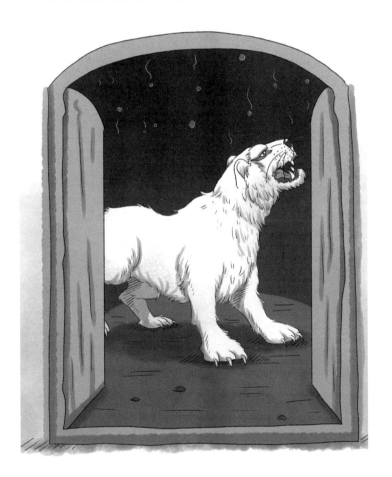

面的字迹那么熟悉，是爸爸的。

小茯苓的眼泪顺着面颊流了下来，不知不觉读了出来：

"小茯苓、小七、夏夏、毛毛：

我知道你们肯定会跟到这里。但你们来到这里的时候，我已经走了。我很想你们，却不能等你们，因为另有安排，实属无奈。但我相信，我们一定会重逢。这里叫白虎堂，你们有一个任务，要依靠自己去完成。小茯苓，你一定要多想想我曾给你讲的那些中医、中药的故事，这对你完成任务很有帮助。我也相信你们一定会顺利完成任务，期待和你们相见！"

"什么任务？"田小七好像在问自己，又好像在问大家。

"我觉得任务就在正殿里，应该有一只老虎在里面，就是那只大白虎。"毛毛忽然感觉自己即将成为一名预言家。

小茯苓听完，一口气跑到正殿门口，使尽全力想推开门，却没有成功，"这个门真沉呀！"

毛毛、小茯苓、林夏夏随后赶到，一起用力推门，灵儿也飞在空中使劲用小爪子推着门。

门终于被慢慢推开了，尘土飞扬，好像关闭了很多年，当一束阳光射入的时候，一个巨大的身影伸了一下懒腰，慢慢站起来，抬起巨大的头颅，仰天吼叫了一声，这一声震彻四方。

刹那间，小伙伴们感觉自己的耳朵都要聋了。

巨大的白虎

这个庞然大物吼叫完，低下巨大的头颅，紧盯着入侵者，鼻中不断喷出的热气快要把人熏晕了。

"这是老虎吗？比我见过的所有老虎都大太多了！"小茯苓心有余悸地问。

"目前，世界上最大的老虎要属西伯利亚虎，雄性体长可达 3 米多。但是这只老虎，目测它的体长至少得 6 米。"田小七继续说，"它的体貌完全符合老虎的特征，但是书中没有记载过有这么大的老虎，难道是史前怪兽？"

"这里真的有一只大白老虎，看来林夏夏真的是个预言家。"毛毛把声音压到最低，"但是，现在最重要的是，咱们还是悄悄溜走吧！"

"不能走，这只大白虎很有科学价值呢！我得再观察观察！"田小七恨不得能拍上几张照片，可惜手里什么都没有。

"我觉得爸爸说的那个任务很可能和这只老虎有关系，我不走。"小茯苓也不同意走，她想弄个明白，"你们说这只白虎会吃咱们吗？"

"吃不吃咱们，那要看它饿不饿！"毛毛回答说。

"那它会先吃谁？"林夏夏问。

"那要看它喜欢肥肉还是瘦肉，如果喜欢肥肉，我就惨了；如果喜欢瘦肉，你们几个就惨了，尤其是你林夏夏，特别适合磨牙。"

"毛毛，你别说了！"林夏夏脸色都变了，她指着前方，不断往后退。

毛毛望过去，这只大白虎慢慢站了起来，走过来。

"它难道饿了？开始选择食物了？"毛毛问。毛毛的问题让大家感到心慌。

大白虎走了几步，望着他们，然后张开大嘴，又仰天吼叫了一声。

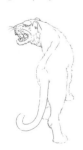

白虎

　　沉稳从容，色白，属金，代表秋季肃杀之象，树黄叶落。

小伙伴们不约而同地捂住了自己的耳朵。

毛毛使劲捂住自己的耳朵，说："它再叫一次，我的耳朵就完蛋了！"

吼叫之后，这只大白虎俯下身子，屁股撅起来。

"坏了！完了！这只大白虎摆出进攻的姿势，真的要开始吃我们了？这也不到饭点呀！"毛毛惊慌失措地问。

"好像真的是进攻的样子。"小茯苓也有同感。

"快跑吧！"林夏夏急得喊出来。

"变！变！变！"灵儿却在一边嘟囔着，居然捣鼓出一个小笼子。

"灵儿，我说你费这么大的力气，变出这么个小笼子，连遛鸟也不够用呀！"毛毛嫌弃地说。

灵儿不理他，却见小笼子越变越大，灵儿大喊："快进笼子！"

"难道不是用笼子关老虎？而是关我们？"小伙伴们赶紧跑进笼子，毛毛还想说什么，被田小七一把拽进了笼子。

"我说，灵儿小朋友，你怎么不把这个笼子再变大一点，扣到那只大白虎身上，把它关起来！"毛毛不满地问。

"我变不了那么大！关不了它，只能关咱们！"灵儿回答道。

"真像在野生动物园里，咱们在笼子里，动物在外面看咱

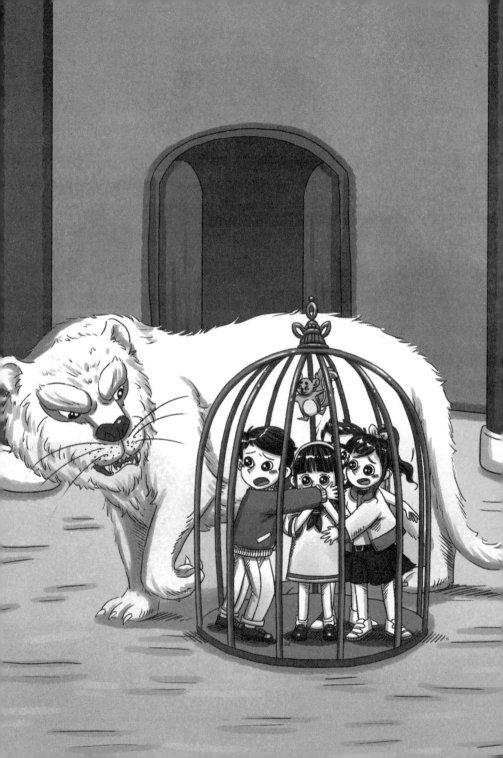

们。"毛毛无奈地说，但暂时没有危险了，他也放下心了，"大老虎眼看着一堆食物，就是吃不着！"

这只大白虎也很好奇，它用爪子抓了抓笼子，笼子很结实、很靠谱。大白虎感觉应该是进不去、抓不破，于是开始在笼子周围慢慢地踱步，走来走去。

"我开始理解笼子中鸡的感觉了。它转来转去，就是在挑第一个中意的食物。"毛毛不敢直视大白虎的眼睛，低下头，小声说着。

"毛毛，你怎么这么多话，别说了行不行！"林夏夏想用什么堵住毛毛的嘴，但是找不到。

灵儿却径直走到笼子中间，闭上眼睛，口中又开始念念有词，念完了，灵儿开始转动，越转越快，最后居然变成了一只飞速旋转的鼹鼠，冲着地面钻了进去。

不一会，地上就出现了一个洞，洞不大，但也够一个人通过。

灵儿忽地伸出头，对大家说："快跟我进洞！"

"这个洞通往哪里？"

"我也不知道，先离开这里，再想其他事情！"灵儿说完，嗖的又钻了进去。

小茯苓、林夏夏和田小七毫不费劲，直接钻了进去，但毛毛稍微费点劲，这个洞仿佛是按照毛毛的尺寸做的，毛毛稍微不注意，就会被卡住。

就这样，灵儿在前面打洞，大家跟着钻洞，钻一会儿，就等一会儿毛毛，好不容易爬出了洞。

"累死我了！"毛毛爬出来，一屁股坐到地上，大口喘着气，"我身上一定有很多伤，都是这个小洞碰的。灵儿，你厉害啊！又添了新技能，会打洞了。但是灵儿，你打洞的时候，就不能打粗一点吗？"

"要不下次你打洞？"灵儿反问毛毛。

"我可没有这个本事，也学不会。"毛毛说不过灵儿，他低下头，拍拍身上的土。

"这是哪里？"小茯苓环顾四周，很陌生的环境。

"刚才咱们走的距离并不远，应该没有离开白虎堂。但是这里没来过，我猜这是后院吧？你们看，前面的房子是不是正殿和两个偏殿的后面？"田小七猜道。

"小七，应该是后院。你说，那只大白虎能跟过来吗？"小茯苓问，"我们悄悄溜回去找任务，好不好？"

"小茯苓，你千万别冒险！但愿大老虎别跟过来！"林夏夏紧紧抓着小茯苓的胳膊，生怕她又跑了。

"但很有可能跟过来。"田小七看了看，"你们瞧，白虎找不到我们，很有可能会去前院找，但是一旦找不到，它就可以从那边的侧道来后院找我们了。"

"侧道？在哪里？"毛毛站起来，拍拍屁股问。

"在那边！"田小七指了指。

毛毛看过去，眼睛却睁得越来越大。这是因为，他看到了一只熟悉的、巨大的、黑白花纹的老虎，正慢悠悠地走过来。

神秘的任务

"快跑吧！这只大白虎又来了！"毛毛惊慌失措地提醒大家。

"往哪里跑？"林夏夏问小茯苓。

小茯苓快速看了一遍后院，发现只有一个大屋子，只有一扇小门。她跑过去，见门关着，便一头撞过去，门并不结实，一下就被小茯苓撞开了，小茯苓也摔倒在地上。林夏夏和灵儿赶紧上前，拉起了小茯苓。

屋里空荡荡的，只有正中摆着一个木箱子，一米见方，箱子盖上有一层灰尘，应该是很久没有人动过了。

田小七和毛毛冲进来，田小七大声喊："毛毛，咱们一起把门顶上，不让这只大老虎进来，小茯苓，你和林夏夏快看看，有没有出去的门。"

小茯苓四处查看，没有看到出去的门，只有一个木箱子，她感觉里面应该藏着什么东西，想要打开箱子。

林夏夏一下拦住小茯苓，有些紧张地问："小茯苓，你等等，你说这个箱子里不会跑出什么怪物吧。"

"不会吧？就是个箱子吧！"小茯苓有些不以为然。

"可我感觉特别不踏实，我们从没有见过青龙，还有那么大的老虎，这不是都出现了？所以在这里，咱们还是要小心！"

"夏夏，记得爸爸说还有一个任务，我不知道这个任务在哪里。我想打开这个箱子，说不定任务就在里面。"小茯苓想说服夏夏。

这时候，田小七和毛毛已经插上门闩走了过来。

"这个箱子里，不会有金银财宝吧？"毛毛猜想。

田小七仔细观察了一下箱子，"我感觉这个箱子得有很多年的历史了，不一定有金银财宝，但说不定真的藏着什么秘密，咱们还是打开看看吧。"

小茯苓点点头，毛毛向前探着身子，恨不得钻进箱子里，林夏夏下意识地后退了一步。

小茯苓慢慢地、稳稳地打开了箱子，令人意外的是，大箱子里面竟然还有一个小一些的箱子。

"这是怎么回事？"

"继续再打开！"

小茯苓赶紧又打开了这个箱子，但里面竟然还有一个小一些的箱子，紧接着，小茯苓一连打开了六个箱子，最后见到一个上了锁的小箱子，差不多十厘米见方，非常精巧。

"快打开它！"大家都十分迫切。

"不行，这个打不开，上面有锁。"小茯苓找了一圈，没有找到钥匙。

"你们看这里有行字。"田小七的观察力果然不一般，他看到箱体偏下的地方，刻着一行字："必达宝地，方可打开，否则招致无穷祸患。"

"什么叫宝地？"毛毛问。

"我也不知道，咱们带着吧！反正现在也不能开！"小茯苓说完，拿起小箱子，把它绑在衣服里。

"还得找出口！"田小七的话音未落，只听到一声巨响，两扇门被撞成碎片，碎片四处飞起，那只巨大的白虎，正慢悠悠地把头伸了进来。

"要不咱们先和它沟通沟通，万一它没有恶意呢？"小茯苓提了一个建议。

"万一沟通不了，咱们不就成了它的美餐了？还是快跑吧！"毛毛四处找出口。

"这里除了被老虎撞坏的门，就是上锁的窗户，咱们出不去呀！"田小七观察了一周。

"那咱们也学它，从后面这个窗户撞出去！"毛毛说完，跑到窗户边，用尽全力弹跳起来，用头使劲一撞，窗户纹丝不动。毛毛跌倒在地上，疼得龇牙咧嘴。

"毛毛，你傻了！你又不是老虎，不能拿头去撞呀！"田小七扶住毛毛，顺势观察了一下毛毛的痛处，好在只是肿起来，并没有出血。

"还好！没有太大问题。"田小七松了一口气。

"我以为就是木头窗户呢，这是什么怪东西做的窗户，和别的地方竟然不一样！"

"就算是木头做的，你也不能拿头去撞啊！对了，咱们试试这个。"小茯苓突然想起收起的小箱子，她从衣服里拿出箱子，用箱子一角，使劲往窗户敲过去，随着一声刺耳的崩裂声，窗户居然裂开一个缝。

"我来！"田小七接过小茯苓手中的小箱子，用尽全身力气敲窗户，窗户顿时分崩离析，一阵凉风吹进来。

"快跑！"田小七呼唤着小伙伴们，"小茯苓，你第一个，林夏夏，你第二个，毛毛，你第三个，踩着我的手爬上去。"田小七用双手叠在一起，撑在那里。

小茯苓第一个爬上去，接着用手拽起往上爬的林夏夏，两个人共同拽起了毛毛。

毛毛回身拽田小七的时候，看到大白虎越走越近，吓得直喊："小七，快！快！"

　　田小七不敢回头看了，他抓住毛毛的手，另一只手被小茯

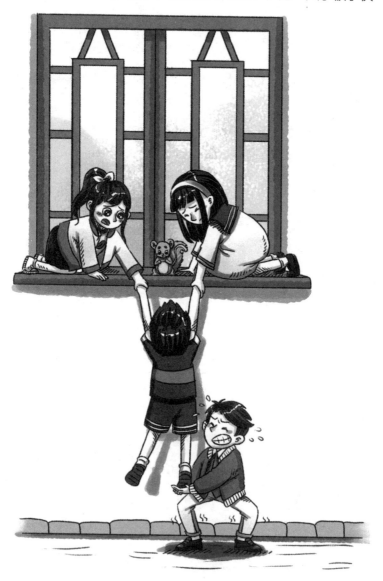

苓和林夏夏紧紧抓住，一使劲，上了窗户。

"在屋子里，这个窗户并不高，为什么屋子外，却离地面这么远？"林夏夏看着地面，不敢跳了。

"我的天！这么高，咱们跳下去的时候，一定打个滚，别摔伤了！"毛毛大声提醒大家，拽着大家就往下跳。

"你怎么知道的？"

"我经常逃跑，不是，经常跳窗户。"毛毛不好意思地解释道。

"不用跳，看我的！"灵儿变出一根绳子，一头有铁钩子，钩住了窗台，"爬下去就行了，要不然会摔伤的。"

田小七、毛毛和小茯苓都顺利地爬了下去。

只有林夏夏爬得不太顺利，她急促地呼吸着，身体颤抖着，突然手一松，直直掉了下去，传来一声惊呼："疼死我了！"

正在这时，又闻一声巨响，窗户下的墙也被完全撞碎了，随着碎屑出现的，还有一只巨大的白虎。

大白虎的问题

"快跑！"田小七和毛毛就想拉起林夏夏跑，林夏夏痛苦地哭了，她双手护住脚踝，"别拉我！我疼！很疼！"说完，她的额头上渗出密密的汗珠。

"我看看，你们别动她！应该是扭伤了！"小茯苓的话让田小七和毛毛吃了一惊。但更令人担心的是，那只大白虎越走越近。

"大白虎，它来了！你们快跑吧！别管我了！"林夏夏大声喊着，让伙伴们快走。但是小伙伴们一个都没走，不能扔下林夏夏一个人。

小茯苓紧紧抱着林夏夏，盯着大白虎，要被吃就一起被吃掉吧。

大白虎慢慢走近了，却并没有立刻要吃他们的意思，而是蹲下来，望着他们。

"它怎么不吃我们？"毛毛小声问。

"不知道。"田小七的确不知道答案。

"是不是不饿，等饿的时候再吃？我刚才也琢磨，还不到饭点呢？"毛毛说，"或许就像猫喜欢玩老鼠一样，玩够了再吃？"

"小胖子，你的话还真多！"令人吃惊的事情又发生了，大白虎居然接过了毛毛的问题。

说完，大白虎干脆一屁股坐在那里，慢吞吞地问："你们干吗躲着我？"

"你不打算吃我们？"毛毛问。

"我干吗吃你们？难道你们好吃吗？"大白虎提出了一个和青龙一样的问题。

"不好吃，也不健康。你看我很胖，全身都是脂肪，吃下去很腻，而他们太瘦，吃下去塞牙！也不好消化！"毛毛赶紧回答，"再说，我们很多天没有洗澡了，身体很臭，味道也不好。"

"这倒是，确实不好闻！"白虎赞同，"不过好闻我也不会吃，干吗吃你们？"

"在我们那个世界里，老虎是吃人的。"毛毛回答。

"你们是从哪里来的？你们那个世界又是什么意思？"大白虎饶有兴趣地问。

　　"说来话长！你既然不吃我们，干吗一直跟着我们？"毛毛不想让白虎知道它可以吃人，于是换了一个问题。

　　"明明是你们闯到我的宅子里，把我给吵醒了，不但没有赔礼道歉，还到处搞破坏。你们看看，地上也有洞了，窗户也损坏了，我只想问问你们为什么要这样干？"大白虎的话和青龙一样，令人无法反驳。

　　"我们以为你会吃我们呢！所以一直逃跑！"毛毛尴尬地笑了。

　　"看来在这个世界里，龙不吃人，白虎也不吃人。"田小七不能理解，但是长了见识。

　　"我们该道个歉，确实错怪你了！其实，我们贸然闯进来，是为了完成任务。"小茯苓拱了拱手。

　　"任务？什么任务？"大白虎问。

　　"我也不知道是什么任务？爸爸给我留言说，我们需要完成一项任务，却没有说是什么任务。"小茯苓说完，忽然想起了什么，"你见过我爸爸吗？"

　　"你爸爸？是和你们一样的人吗？"大白虎问。

　　"是和我们一样的人，但比我们高一些，我爸爸戴着眼镜，就是眼睛前有两个圈圈。"小茯苓比划着说。

　　"哦，这样一个人，的确来过，在你们之前。"大白虎回忆说，"但是已经走了。"

"他去了哪里？"小茯苓急切地问。

"你想知道他去了哪里？"大白虎继续慢悠悠地说，"得先回答我一个问题。"

"你怎么和青龙一样，它要密码，你要回答问题，你们是兄弟吗？"毛毛好奇地问。

"你认识青龙？"大白虎问。

"何止认识，就是它送我们来的。"毛毛得意地说，"你是不是青龙的兄弟，青龙交代了，你可不能难为我们！"

"真的？"大白虎眼睛眯起来。

"当然，我们是两肋插刀的好朋友！"毛毛底气不足，但努力撑着说。

大白虎慢慢伸出大舌头，轻轻舔了毛毛一下，毛毛疼得只喊："你舌头上用的什么武器呀？扎死我了！干吗这样对待兄弟的朋友！"

"因为你撒谎了！我刚才那是留情面了。如果我真使劲儿舔你一下，你身上的皮肉都没有了。"大白虎说话倒是不留情面。

"别！别再舔了！我怪脏的！"吓得毛毛赶紧躲到一边。

"我们各守一方，都有自己的使命，我相信青龙不会这样说。"大白虎悠悠地说。

"什么使命？"小茯苓问。

"你要先回答我的问题！"大白虎盯着小茯苓。

"什么问题？"小茯苓只想见到爸爸。

大白虎一扭头，不知道从哪里拽出一幅画卷，一甩，画卷展开了。画上是一只虎，凝视一片树林，却见叶落纷纷。

"这画动了？怎么像电影？"毛毛好奇了。

"这幅画是什么意思？"小茯苓不知道大白虎的问题。

"这幅画是什么意思？"大白虎抛出了自己的问题。

"你干吗学小茯苓说话？"毛毛问。

"这是我的问题！不是你们的问题！"大白虎回答道。

"这？这是问题？"小茯苓一愣，不知道从何想起。

"慢慢想，小茯苓，静下心！"田小七看着这幅画，突然想起了什么，"小茯苓，这幅画会不会和中医也有关系？刚才在青龙那里，你不是猜了小青龙汤？"

"难道这幅画指的是和大白虎有关的方子？"小茯苓觉得田小七的话有道理。

"我感觉应该是，你想想有什么方子？"

"难道是白虎汤？"

"白虎汤是啥？"毛毛问。

"是一首方剂，方名叫白虎汤，和上次的小青龙汤都是《伤寒杂病论》书里的方子。"小茯苓说。

"那白虎汤是干什么用的？"毛毛不关心哪里来的，只关心干什么用的。

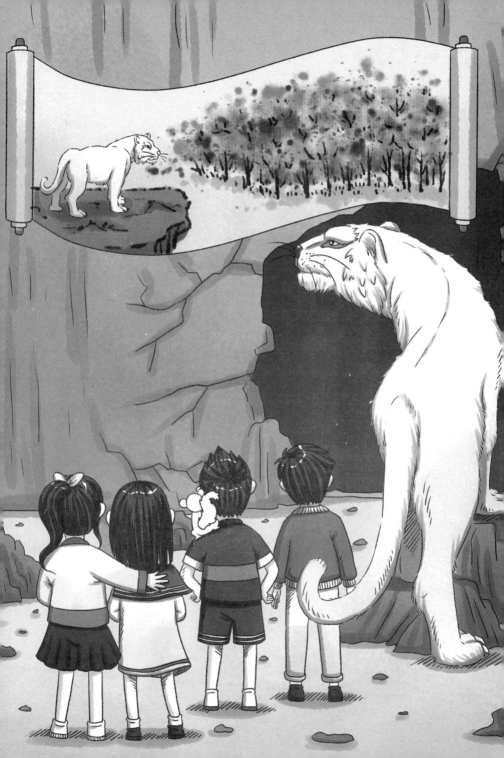

"上次我听完小青龙汤的故事，没过瘾，缠着爸爸又给我讲了白虎汤的故事。爸爸说白虎汤是寒凉之方，能够清除人身体的热，可以治疗热证，清热的效果犹如猛虎下山，横扫热象，所以叫白虎汤。"小茯苓绘声绘色地说。

"这么厉害？那里面有什么药？"田小七好奇地问。

"我想想，爸爸说石母草米，就是石膏、知母、炙甘草和粳米！"

"我想起来了，在火塔里，你说过石膏和知母都是寒凉的药物。"田小七想起了在火塔的经历。

田小七的话音未落，却见大白虎猛地站了起来，张开血盆大口，仰天吼叫了一声，这声吼叫比之前的任何一次都响亮，只觉房屋、地面都在震动。

大白虎这个举动，让小伙伴害怕极了，是不是惹怒了大白虎，要大开杀戒了？

白虎汤

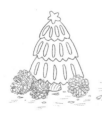

　　出自汉代著名医家张仲景的著作《伤寒杂病论》，组成为石膏、知母、粳米和炙甘草，具有清热生津的功效，主要治疗气分热盛或肺胃热证，患者常有高热、面红、心烦、口渴的表现，大汗淋漓，怕热，脉摸上去很有力气，或是有因肺胃热证引起的其他症状。

可怕的药物

　　大白虎吼叫完，合上嘴，回过头，眼神瞬间变得无比柔和，望着小茯苓，说："小姑娘！看来你就是他说的有缘之人！你答对了！"

　　"哼！啥叫有缘，这叫有知识！"毛毛偷偷自言自语，不敢让大白虎听到。

　　"你们可以继续前行了！"大白虎俯下身子，对小茯苓说："你们上来吧，我带你们去下一个地方。"

　　"爸爸说我们还有任务！"小茯苓不走。

　　"你的任务就是回答我的问题。你爸爸已经去了下一个地方！"大白虎说。

　　"他为什么不等我？为什么不带着我们？为什么总是要离开我们？"小茯苓的眼泪流了下来。

　　"因为不断前行要依靠自己！"大白虎盯着小茯苓，"如果他一直带着你们，你们永远都不能长大。"

"小茯苓，我们快找到邱叔叔了！"田小七看到小茯苓又要哭了，他赶紧劝说，"小茯苓，你发现没有，你学的东西都能派上用场了，毛毛也想好好学习了，夏夏开始胆子变大了，我也开始思考知识的作用。我觉得咱们越来越强大了！"

"难道我原来不好好学习吗？"毛毛不同意这种看法。

"毛毛，你自己说呢？"田小七反问。

小茯苓忍住眼泪点点头，她突然想起了林夏夏，"那林夏夏怎么办？她的脚扭伤了。"

"林夏夏，就是这个受伤的小姑娘？"大白虎问。

小茯苓点点头，"您能帮她吗？"

大白虎一动不动，突然张开大嘴，吐出一片黑漆漆的东西。大家仔细一看，大吃一惊，竟然是一片黑虫子，朝小伙伴们爬过来。

林夏夏从小就害怕虫子，她努力想躲开，无奈脚受伤了，只能眼睁睁看着这些虫子爬过来。

"为什么吐出这些虫子？"田小七问，"您不愿帮忙就算了，干吗还要这样？！"

"就是，这不是落井下石嘛！"毛毛小声嘀咕着，他不怕虫子，但是担心林夏夏害怕。

"你们懂什么！这是药！"大白虎说的话谁也不信。

小茯苓不怕虫子，她俯下身子，抓起一只虫子，仔细观察了一会，"这是土鳖虫，确实是活血疗伤药，应该有作用。"

"药？但我想问问，这个药怎么用？"毛毛虽然胆子大，但也吓了一跳。

"可以吃……"小茯苓的话没有说完，林夏夏的脸色刷地变白了，"我宁愿这样一直疼下去，也绝不吃虫子。"

"好吧，不但内服可以。爸爸说也可以碾碎了外敷。"小茯苓补充说。

"这……"林夏夏有些犹豫了，她内心抗拒着，不想敷上这些虫子，但更不想一直疼着。

"怎么碾碎它？踩碎了吗？"毛毛摩拳擦掌、跃跃欲试了，差一点跳上去。

"那可不行，你踩碎了，那太脏了，得先洗洗，可不能直接用。"小茯苓拦住毛毛。

"那用什么洗干净？"毛毛挠挠头，"这里我可真没见到

土鳖虫

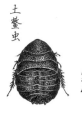

土鳖虫，为地鳖的雌虫干燥体。作为活血疗伤药，具有破血逐瘀、续筋接骨的作用，可以治疗跌打损伤、筋伤骨折，以及因为瘀血造成的经闭、产后瘀血腹痛，以及癥瘕痞块等。可内服、可外敷，但孕妇禁止服用。

有水。"

"你们真唠叨!"大白虎已经听不下去了,它站直了,然后使劲一吸,这一片土鳖虫又被它重新吸到嘴里,它不断咀嚼着,使劲嚼碎了,突然一口吐出来,不偏不倚,正好吐到林夏夏红肿的脚踝上。

"哎呀!这一口真像吐痰!"毛毛咧了咧嘴。

田小七赶紧捂住毛毛的嘴,生怕他再发挥下去。

"好了!赶紧给她包上,要不一会就掉了。但是,内服的效果会更好。"大白虎建议道。

"我坚决不吃!"林夏夏伸出双手拒绝。

"怎么包?"田小七问小茯苓。

小茯苓把外衣脱下来,一使劲,扯下两只袖子,把药包住了。

"小茯苓,你那么大的力气,真不像女生!"毛毛敬佩地说,但这话真不好听。

"小茯苓,你才是学霸,我什么都不懂。"田小七无比佩服地说。

"小七,我哪里有你厉害,你每次都考得那么好!"小茯苓脸红了。

"我只是善于考试,但小茯苓你总能解决各种生活中的问题,这些我都不知道。"田小七有些佩服小茯苓,"其实学习知识的目的就是为了解决实际问题,所以你才是学霸!"

"快上来吧,别磨蹭了!"大白虎有些着急了,不断催促道。

"这样高,怎么上去?"毛毛望着大白虎,足足有两三米高。

"难道我把你们叼上来。"大白虎低头问。

"这就不麻烦你了!我们自己爬上去。"毛毛心想,如果被大白虎叼起来,万一它走个神,或是咽口唾沫,那岂不连自己一起咽下去了,"我先爬!这毛茸茸的估计也好爬!"

毛毛说完,学着电影里爬墙的样子,往手心吐了口唾沫,想使劲抓住大白虎,但是手里一滑,什么也没有抓住。

"毛毛,你不能这样,本来大白虎的皮毛就不好抓,你手心里有唾沫就更滑了,更不好抓了。"灵儿笑了。

"你别笑话我,你倒是想个办法!"毛毛确实爬不上去了,悻悻地说。

"毛毛,你肉多力气大,背着林夏夏!"灵儿指挥起来。

"背就背!你就说我力气大就行了,干吗还要说肉多!"毛毛嘟囔着,一下就把林夏夏背起来了。

灵儿不理毛毛,它飞到半空中,口中继续念念有词,不一会,大白虎的背上竟然出现了一个梯子。

"我的天,这是梯子?"毛毛怀疑地用脚踩了踩,感觉还很结实呢。

"如假包换!"灵儿俏皮地说,"赶紧上去吧,一会就消失了！"

听了这话，毛毛赶紧背着林夏夏爬了上去，等小伙伴们都爬上去之后，梯子就消失了。

"抓紧了！我可要起来了！"大白虎说完，开始慢慢地抬起身子。

尽管有所准备，但当巨大的白虎逐渐站起来的时候，大家还是被震惊了。

"我的天！这么高！我可有恐高症！"毛毛大呼小叫。

"大家一定抓紧了！"田小七大喊着。

"夏夏，你抓紧我！"小茯苓大声提醒着林夏夏。

林夏夏一句话不说，只是紧紧地搂着小茯苓的腰。

大白虎舒展了一下身子，下意识抖擞了一下，这一下，几乎要把所有的小伙伴给抖下来。

大家一句话也不敢说了，都闭上眼睛，只觉心快要跳出来了。

大白虎舒展完、抖擞完，一下就飞到了空中。

"好了！到了！下来吧！"大白虎终于停下了脚步，对小伙伴们说。

毛毛第一个睁开眼，被眼前的景象惊呆了，他回头推推田小七："快看！快看！这又是个什么古怪的地方！"

火红色的宫殿

　　田小七睁开眼，天已经变黑了，却能看见一座火红色的宫殿矗立在眼前，仿佛是一团火在燃烧，发出红色的光芒。

　　小茯苓也听到了毛毛的叫声，她睁开眼睛一看，也吓了一跳，"这又是个什么地方？怎么会染成这个颜色。"

　　"你们怕什么？不进去看看，怎么知道是什么？快下来吧！我可要回去了！"大白虎说。

　　"你怎么不变身？"毛毛背着林夏夏爬下来后，好奇地问大白虎，"人家青龙都变身了，你为什么不变？"

　　"为什么青龙变身了，我也要变？做好自己就行了，干吗要跟别人比？"大白虎挺有个性，说完，嗖的一声，就消失在黑夜中了。

　　"这个世界真奇妙，刚才大白虎住的地方是白色的，这里又是火红色的，没有一个地方是正常的！"毛毛放下林夏夏，走近宫殿，看着这红色，红得耀眼，"你们觉得，这里眼熟吗？"

"红得挺吓人！"林夏夏说。

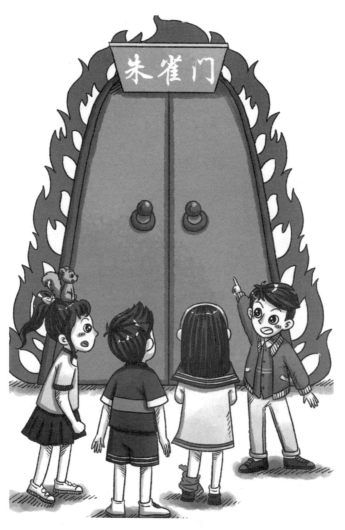

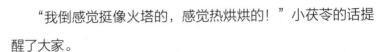

"我倒感觉挺像火塔的，感觉热烘烘的！"小茯苓的话提醒了大家。

"像火塔，但不是火塔。你们看，大门上面的牌匾上写着朱雀门！"田小七更正说。

"为什么叫朱雀门？"毛毛问，"你们说里面会不会住着一只雀？"

"那得进去看看，实践过了才会知道！"田小七走到大门口，"咱们进门吧？"

"进去吧！反正是福不是祸，是祸躲不过！"毛毛明白了一个道理。

田小七伸手推了推大门，手马上缩回来："这门可真烫！"

两扇大门紧闭着，田小七垫着衣服，又使劲推了推，结果大门纹丝不动。

"打不开？是不是大门里面锁了？"小茯苓问。

"那怎么办？"田小七研究了一下大门，"这门上找不到锁，应该是里面锁上了。"

"必须找个灵巧的人爬进去！"毛毛提议说，"这个人虽然不瘦，但很灵巧，必须会爬墙，并且胆子大，甘愿为朋友两肋插刀！"

"得了吧！毛毛，你说的就是自己吧？"林夏夏问。

"夏夏，你都听出来了。咱们中间，具备这些优良品质和爬墙能力的人，当然只有我，你们都是些乖乖女、乖乖男！"
毛毛说完，准备开始爬墙。

"我跟你爬墙！"小茯苓说。

"你？"毛毛犹豫了一下，"一个女孩子，会爬墙？"

"我在爷爷家的时候，经常爬树，比你们男孩子爬得都快。
不要以性别来选人，而是要凭能力选人！"小茯苓说完，开始
爬墙，动作娴熟。

"行啊！小茯苓，我马上追上你！"毛毛说完，紧跟着小
茯苓，爬上了墙。

"我跟你们去！"灵儿说完，飞了上去。

"毛毛，是不是这个墙也挺热？"小茯苓坐在墙头上问，
灵儿趴在她肩膀上。

"是的，和别的墙不一样，这个墙的确挺热的！"毛毛也
感觉到了。

"还有，这个墙里面和墙外面，是不是两重天？怎么感觉
里面热烘烘的，但外面却相对凉爽？"小茯苓坐在墙头上，却
感到一阵热意。

"我也有这个感觉，很有可能这个院子里有人在生火！"
毛毛附和道。

"也许不是人呢！"灵儿落在小茯苓肩膀上，神秘地说。

"灵儿，不许吓唬人！"毛毛抹了一把额头。

"毛毛,我可没吓唬你,以往咱们见到一个人了吗?不是青龙就是大白虎,所以这个朱雀门里面估计也不是人!"灵儿推测的有几分道理。

"那会是什么?我刚才猜是雀,不过觉得不可能。刚才是白虎,现在可能是狮子或狼?哎呀!太恐怖了!"毛毛不愿想下去。

"狮子、狼也不一定会伤害咱们,青龙和白虎也没想着伤害咱们呀,是咱们自己先害怕的。再说也不一定是狮子和狼,刚才还有青龙呢!所以还有可能是凤凰!"小茯苓猜测道。

"你刚才见到青龙、大白虎没害怕?谁见了不害怕?尤其是那只大白虎,嘴那么大!害怕很正常。不过,如果真的是凤凰,那就好了,至少不用害怕了!"毛毛给自己吃了一个定心丸。

"咱们不讨论了。无论是什么,先跳下去吧!骑在这里太不舒服了!"小茯苓提醒道,"我数一二三,咱们一起跳下去,注意安全,可别摔伤了!"

毛毛点点头,随着小茯苓数到三,两个人一起跳了下去。

令人奇怪的是,小茯苓和毛毛跳下去的时候,竟然没有感觉到坚硬的地面,而是摔倒在了一个软绵绵、暖和和的地方。

"小茯苓,你感觉到了吗?这不是地面吧?"

"我觉得也不是,好柔软呀!很暖和的感觉!"

"那,这究竟是什么呢?"

　　"小茯苓、毛毛，让我点个火看看吧！"

　　"好的，你点吧！毛毛，咱们可做好心理准备，千万别被吓到啊！"

　　毛毛点点头，但心怦怦直跳，忐忑不安，随着火光亮起究竟会出现一个什么样的怪物？会不会伤害自己？

红色的怪物

灵儿点亮一只火把,毛毛和小茯苓顺着看过去,没见到什么怪物,却见到一大片红色的羽毛。

"这是什么怪物?"毛毛连滚带爬地想离开这一大片红色的羽毛。

"像鸟的羽毛,但应该没有这么大的鸟呀!"小茯苓也不知道。

"你们快看!"灵儿飞到半空中,照的更亮了,在亮光处,一只长满羽毛的红色巨大怪物渐渐站立起来,展开了两只硕大的翅膀,把小茯苓和毛毛抖落在地上。

"这是什么?难道真的是凤凰!"毛毛看呆了。

这只巨大的怪物扇了扇翅膀,问:"你们是谁?"

"这只大鸟说话了!咱们怎么办?"毛毛问小茯苓。

"您是?"小茯苓问。

"你们到底是谁？干吗闯到我这里？"大怪物有些生气了。

小茯苓和毛毛逐渐看清楚了这个大怪物，一袭红色的羽装，一副雍容华贵的样子，有几分像凤凰，却又有几分不像。

"这到底是什么！"毛毛问。

"我也不知道，长得有点像凤凰，但又不像！"小茯苓也猜不出。

"就叫它大鸟！"毛毛对小茯苓说，"红色的大鸟。"

"你叫谁呢？大鸟！多难听！我要让你知道我的厉害！"大怪物气得腾跃起来，吹起一阵热风。

大怪物眼中不断变幻，居然各生出一团火焰，两团火焰熊熊燃烧，越烧越旺，突然冲出眼睛，凝成一团火焰，朝着毛毛射出。

幸亏毛毛是个灵活的胖子，他往上一跳，躲过火焰，但这火焰也仿佛生了眼睛，追着他跑。

毛毛见火焰追了过来，恨不得多生几条腿，急得四处乱跑，却怎么也甩不掉那团火焰。毛毛稍微慢了一点，火焰就点燃了他的屁股，吓得毛毛一边跑，一边拍屁股。

小茯苓见状，赶紧求情："我不知道您是谁！放过毛毛吧！他只是不知道您是哪位神仙，所以才冒犯了！"

"毛毛是谁？哦，就是那个小胖孩？我要是想要他的命，那火能追不上他？他还能活着？你太小看我了。"大怪物不屑地说，"我就是给他个教训，吓唬吓唬他，让他长个记性，别叫我大鸟了！"

"那您是？"

"我是朱雀大人！"

小茯苓心想："朱雀，朱是红色之意，难道是红色的麻雀吗，还是红色的孔雀？"但她可不敢乱问了。

"朱雀大人，您放过毛毛吧？"

"好了，我也玩够了。"朱雀说完，吹了一口气，火焰瞬间就消失了。

毛毛这才停下四处乱窜的步伐，使劲拍着屁股，大口喘着气。

"你们这些人，擅自闯入，竟然还砸到了我身上！扰了我的美梦！该当何罪！"朱雀理理毛，不高兴地说。

"我们确实做得不对，本来敲门呢，可门好像锁上了。我们就贸然闯入了，多有得罪！"小茯苓赶紧拱一拱手。

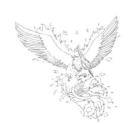

朱雀

急躁易怒，色红，属火，代表夏季炎热之象。

"门当然要锁着，难道你们睡觉的时候不锁门？"

"我们睡觉的时候也锁门。主要我们太着急了，实在抱歉！"

"行了，说吧，你们是谁？哪里来的？干什么去？"朱雀发出灵魂三问。

"我们是不小心闯入这个世界的，我想找我的爸爸，他应该在这个世界里。"小茯苓回答说。

"你爸爸是谁？"朱雀不明白。

"我爸爸？"小茯苓明白了，在这个世界里，都不明白爸爸的含义，"他比我们都高一些，大概这么高，戴着眼镜，就是眼睛前面有两个圈。"

"这个人，我还真见过呢！"朱雀点点头，"他在你们之前来过，不过他已经走了。"

"去了哪里？"小茯苓想到了，但是还抱有一丝希望。

"我也不知道，他没有告诉我！但是……"朱雀停顿了一下，"你们有个叫小茯苓的吗？"

"我就是！他是不是给我留下什么话？"小茯苓急切地问。

"嗯，他留下了话，说他一切都好，让你不要挂念。还有，他说我们这里也有一个任务，一定要完成后，才能去下一个地方。"

"下一个地方是哪里？我爸爸是不是去了下一个地方？"

小茯苓问。

"你们从哪里来的？都去过哪里了？"朱雀不答反问。

"青龙把我们送到了白虎堂，大白虎又把我们送到您这里了。"

"那我猜，下一个地方就是玄武宫。不过你们要先完成这里的任务。"

"什么任务？"

"这个我也不知道，应该是你们自己找。"

"你真的不知道？为啥青龙和白虎都知道？"毛毛不信。

"我的确不知道你们有什么任务，信不信由你们！"朱雀有些生气，它身上的羽毛都竖起来。

"咱们让小七他们都进来吧，人多力量大。"灵儿提醒着小茯苓。

小茯苓觉得有道理，于是对朱雀说："您能打开门，把我的伙伴们都放进来吗？"

"还有其他人？"朱雀犹豫了一下，吹了一下门闩，门闩脱落了，两扇大门自动打开了。

田小七扶着林夏夏小心翼翼地、慢慢地走了进来。

"田小七、林夏夏，我们在这里！"小茯苓看到了小伙伴，高兴地喊出来，跑了过去。

"小茯苓，是你开的门？"

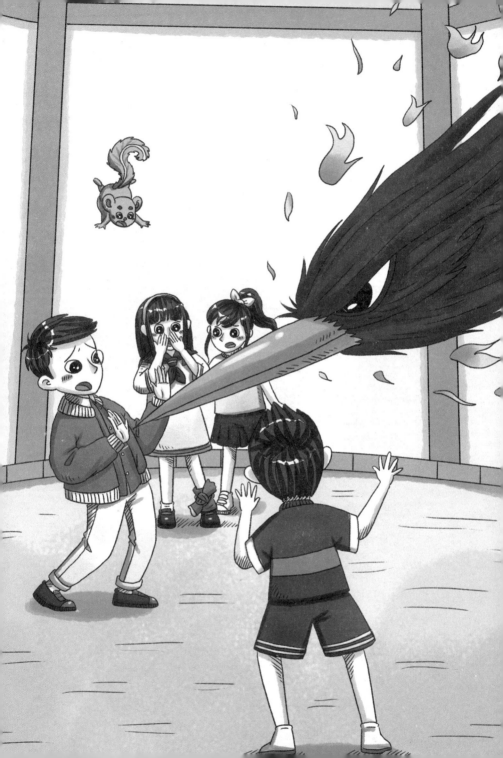

"不是我开的，是朱雀大人开的。"小茯苓说着，用眼神告诉田小七对面还有个庞然大物。

　　当看到朱雀的时候，田小七大惊失色，他悄悄给小茯苓说："小茯苓，这可不是一般的鸟啊！"

　　"可别叫它大鸟，它会很生气！"小茯苓小声提醒着田小七，又疑惑地问道："你怎么知道它不是一般的鸟？"

　　"你看，它既有几分传说中凤凰的样子，也不是完全相似。似乎所有鸟的样子，在它身上都有体现。它，很有可能是鸟类的始祖！"田小七观察了一圈，小声总结了出来。

　　"你这个小娃娃！干吗小声说话，你以为我听不到？"朱雀听到这里，伸过脑袋来，喙顶了上来。

　　尖锐的喙快要刺破田小七的胸膛了。

寻找任务

"朱雀大人，他只是好奇地问一下，您这是干什么？！"小茯苓着急地喊道。

"有什么话不能直接问？干吗说悄悄话？我最讨厌别人在背后说三道四！"

"他只是敬仰您，认为您是鸟类的祖先！"

"这个你都能看出来！"朱雀收回喙，声音变得有些柔和了。

"就是，看您那么高贵！一定不是凡夫俗子，哦不对，凡夫俗鸟呀！您应该是神鸟呀！"冷不丁，毛毛凑过来，冲着朱雀，狠狠地拍了一个马屁。

"我就是神鸟！"朱雀挺享受这个马屁，于是缩回头，又摆出一副矜持的模样。

"小茯苓，到底发生了什么事？"趁着毛毛拍马屁，田小七赶紧问小茯苓，小茯苓简单地把事情说了一遍。

"朱雀说它不知道任务是什么？"田小七有几分不相信。

"我就是不知道。"朱雀冷冷地说。

"那我们去找找任务吧，也不能总在一个地方待着呀！"田小七提议说，"天也快亮了，你们看，这里和白虎堂一样，也有一个正殿，两个偏殿，要不咱们去找找看？"

"对，一个一个找，总能找到任务！"小茯苓赞同。

"你们说什么呢？在我家里乱翻，为啥不征求我的同意？你们胆子也太大了！"听到这里，朱雀生气了。

"我尊贵无比的朱雀大人！我们哪里敢随便乱翻您的东西，我们只想在您的带领下寻找，因为只有在您的带领下，才能完成不可能完成的任务。"毛毛看朱雀喜欢听，赶紧搜肠刮肚地找了一堆好话。

"我可不喜欢别人到处翻！不过，如果我心情好的话，倒是可以带你们稍稍参观一下。"朱雀仰了仰头。

"求求您了！我太想找到爸爸了！我们已经很久没有见面了！"

"我尊贵无比的朱雀大人，您一定是个好心的……这个小姑娘很久没有见过她爸爸了，她很想念她爸爸，只有您才可以帮她找到爸爸！您这么伟大，这么善良！一定会帮她解决问题的！"毛毛不知道说好人还是好鸟，但是感觉都不妥当，于是一起咽了回去。

"好吧！那我就带你们参观一下吧！"朱雀说完，转过身子，拖着一地的羽毛，慢慢踱着步，带大家走向正殿。

"毛毛，你的话风变了！可笑死我了！"林夏夏悄悄笑话毛毛。

"你懂什么！这叫在哪里摔倒，就在哪里爬起来！它喜欢听好话，我就说给它，要不怎么完成任务呢。"毛毛更正说。

"这叫吃一堑长一智！"田小七俏皮地总结道。

离正殿越近，小伙伴们感到越热。

"好了，到了！"朱雀又吹了一口气，正殿的门缓缓地打开了，里面很空，一眼就可以看到一个体型庞大的火炉，摆在屋子的正中央，里面燃烧着熊熊烈火。

"怪不得热呢？我们猜就有人在里面生火，原来这里真有个大火炉呀！"毛毛算是明白了。

"这个炉有几分熟悉，想不起在哪里见过呢？"田小七看到之后问。

"像不像太上老君的炼丹炉？"小茯苓看着这个大炉子。

"像！太像了！"毛毛感叹道。

"我尊贵无比的朱雀大人！"毛毛开头就这样说话，他感觉朱雀喜欢听，朱雀的确喜欢听。"我们能进去找找吗？"

"你们进去便是，正殿没有，可以去偏殿，都没有锁门。但一定要注意，那里有个火炉，千万离它远一点，不要走近它！"朱雀提醒道。

"为什么？"毛毛很好奇，但看到朱雀不想说了，他自然也不敢问了。

朱雀还是不放心，它张开嘴，喷出一团火焰，火焰在火炉旁边烧了一圈，留下圆圆的一圈痕迹。

"这个圈，你们万万不能踏入，否则……"朱雀的话没有说完，能看出，它不想说了，似乎是要刻意隐瞒什么！

"你们先找着，趁着天没完全亮，我要回去补觉了！不补觉，元气都无法恢复了！"朱雀说完，出了门，走了。

"回笼觉！我也想睡觉！"毛毛羡慕地说。

"都什么时候了，还想着睡觉！"林夏夏不满地说。

"想想都不行吗？"毛毛嘟起嘴。

"我们正好四个人，灵儿跟着小茯苓，这样可以分别在四个方向找。"田小七布置了任务。

这个屋子很空旷，搜寻起来却不太容易，因为每个角落里都摆着一些家具，并且，谁也不知道，任务究竟是写在纸上，还是在其他什么地方，需要细细察看才行。

小茯苓仔细找着，鼻尖上渗出了汗，突然，一个低沉而又急促的声音传来："小茯苓，快过来找我！"

小茯苓吓了一跳，她环顾四周，没有见到任何人，"灵儿，是你叫我吗？"

"不是我，我在帮忙找东西呢！"灵儿很奇怪，它不明白小茯苓为什么这样问。

"我刚才听到有个声音在呼唤我！"小茯苓说。

"我怎么没有听到？"灵儿不太相信，"是不是你听错了？"

"可能我听错了吧。"小茯苓也不确定了，如果真的有声音，灵儿应该也会听到呀！

小茯苓继续低头找，可那个低沉又急促的声音却又出现了，"小茯苓，快过来找我！你不是要找爸爸吗？我知道你爸爸去了哪里！"

小茯苓一个激灵，但是四周并没有人，灵儿已经飞到了架子上，正在仔细地寻找中。

"应该是我幻听了，不是真的！"小茯苓想安慰自己，努力镇定一下，继续寻找任务。

但是这个诡异的声音却没有停止："小茯苓，如果你不来，就再也找不到你的爸爸了！"

小茯苓听到这话，终于忍不住了。她顺着声音方向走过去，并没有人，但是那个声音却好像在跟着她，指引着她："继续往前走！"

小茯苓犹豫了一下，又往前走了几步。

"不要停下来，继续走！"这个声音仍然指引着小茯苓。

小茯苓迟疑着走，不一会就走到了火炉旁边的圆圈外。

"小茯苓，往里走呀！别停呀！你马上就要知道你爸爸去哪里啦！"这个声音更加急切地呼唤着。

灵儿正找着东西，但却有一个不好的感觉，它回头找小茯苓，发现小茯苓早已走到火炉旁边，正在慢慢地踏入朱雀画的圆圈中。

吓得灵儿大喊一声，"小茯苓！千万别进去！"

这声惊叫，引起了田小七、毛毛和林夏夏的注意，大家齐刷刷地看过去，小茯苓怎么跑到那里去了？不是说好了，各自寻找任务吗？

但小茯苓好像听不见灵儿的惊叫，她的一只脚已踏入了这个圈。

"小茯苓，快回来！"田小七反应最快，离得最近，他一个箭步，一把抓住了小茯苓的一只胳膊，但同时从火炉里伸出一只黑漆漆的爪子，紧紧地抓住了小茯苓的另一只胳膊！

火炉之谜

"这是什么？"毛毛惊呆了。

"不知道！快！快帮我！我撑不住了！"田小七使劲抓着小茯苓，但是那只黑爪力气太大了，田小七真的坚持不住了。

毛毛速度快，跑上前去，使出全身的力气，拉住了田小七。紧接着，林夏夏也跑过去了，她紧紧地拉住了毛毛，就这样，一个拉着一个，使劲往外拉！但是黑爪的力气还要大一些，黑爪拉着几个小伙伴，离火炉越来越近。

灵儿快速飞过来，口中念念有词，不知道从哪里抽出一把大刀。举起刀，冲着那只黑爪就劈了过去。

只听"铛"的一声，大刀砍到黑爪上，黑爪没有任何损伤，反而刀被崩到了一边。

"这得多硬的爪呀！"毛毛正使着劲，脸憋得通红，憋出一句话。

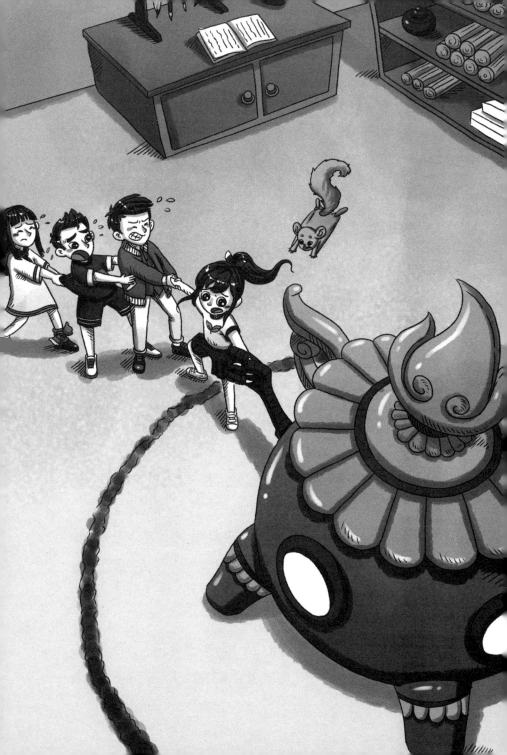

"快想办法！我要撑不住了！"田小七低声说出来。

"我正想着办法，可它刀枪不入，怎么办？"灵儿急得飞来飞去。

忽然，一束火焰直冲黑爪袭来，刹那间，听到一声恐怖的惨叫声，黑爪瞬间放开了小茯苓，缩了回去。

"我说过不让你们靠近这个炉子！你们偏不听！"朱雀愤怒了，它身上的羽毛全都竖了起来，好像是一只熊熊燃烧的"火凤凰"。

"都是我的错，不怪他们！他们为了救我！"小茯苓赶紧认错。

"你为什么跑过去！我不是警告过你们了？不能踏入这个圈？"

"我也不知道，就听到一个声音，这个声音别人都听不到，但我能听到，然后头就昏昏沉沉的，剩下的就不记得了。"

"肯定又是这个妖孽！居然不思悔改！看来我今天一定要斩草除根，不能再留了！"朱雀恨恨地说，从牙齿中狠狠地挤出几个字。

"妖孽？它是谁？"小茯苓问。

"别管了！我不能留你们了，你们毕竟是凡人，受不住它的诱惑。下次我万一来迟了，就会发生意外！你们走吧！"朱雀下了逐客令。

"我最敬佩的朱雀大人呀！"毛毛仍旧恭恭敬敬，"您的决定一定是英明的！可您想想，小茯苓这么想见爸爸，她走了之后，还是想要回来的。再说，您告诉我们到底发生了什么事情，也算倾诉一下，我们听了也会知难而退，也说不定我们还有可能帮上忙。"

朱雀听了，感觉确实有道理，憋在心里很久的秘密，确实想找人倾诉，于是开始讲述："那关在炉子里的妖孽，不是别人！正是……"

"是谁？"大家几乎同一时间问这个问题。

"正是我那不争气的徒弟！"朱雀低下头。

"你的徒弟？你也太狠心了吧，为啥把它关在火炉里，怪不得它要拽我们进去，这是临死要拉个做伴的？"毛毛不敢相信自己听到的话。

"别乱说，毛毛！"林夏夏打断毛毛。

"我狠心？你都不知道它犯了什么错误！"朱雀瞪起眼，"它犯了天条！如果不是我，它早就……"

"那你干吗收这样一个徒弟？"

"唉！我这个徒弟原本很好，聪明伶俐，我一直很喜欢它。我们朱雀门有个不成文的规定，不学成不得离开师门。但有一天，它居然耐不住寂寞，私自出门，去了不该去的地方！被我抓了回来。我原以为没人知道，但是却惊动了天庭，降下罪罚！要求就地正法！"朱雀眼角亮晶晶的，好像流出了眼泪，"一日为师、终日为父，我们早已建立父子之情，哪里舍得将它就地正法？我原想用这圣火烧它七天七夜，能让它重生，这也算正法，也算给它一条生路。但没想到，今天它居然想害你们，我一定饶不了它！"

"不就是偷偷出去了一趟？就要就地正法？"毛毛小心翼翼地问。

"它去了人间！"朱雀回答。

"去了人间，这算什么错误？"毛毛不理解。

"你懂什么！哪里能私自下凡！这已经触犯了天条！"朱雀回答，"我这个徒弟虽然聪慧，但却如此顽劣、不守规矩！"

"就是！就是！朱雀大人您说得对！"毛毛对朱雀说，"您消消气，继续睡一会。这是您的家事，应由您决定。但也请求您，我们只是想找任务，再也不干涉您师徒之间的事情了，让我们再找一会吧。"

"朱雀大人，求您了！"小伙伴们拥上去，一起请求。

朱雀想了一会，"你们不能再靠近那个火炉了！"

"尊敬的朱雀大人，我们再也不敢了！"毛毛赶紧点头。

朱雀转过身，慢慢离开了。不一会，就传来了一阵鼾声。

"听朱雀这样讲，它徒弟也不是罪大恶极，被关进火炉已经够惨了！"毛毛见朱雀离开了，侠义之情油然而生，觉得路见不平，应该拔刀相助。

"毛毛，你怎么不说，刚才它袭击我们，差点把我们拉进火炉呢！"林夏夏想起刚才的事情，仍心有余悸。

"哎！夏夏，你的脚什么时候好了？"毛毛突然发现林夏夏好好地站在这里。

"真的呢！夏夏，你的脚还疼吗？"小茯苓的注意力也放在林夏夏脚踝上，惊奇不已。

"我也不知道什么时候好的，刚才一着急，都忘了自己脚上有伤了，直接冲了上去。"林夏夏不好意思地笑了，她活动一下脚踝，活动自如，一点也不疼了。

"那个虫子这么管用？"毛毛问。

"毛毛，这个虫子可是中药，人家叫土鳖虫，本来作用就很好。可能在这个神奇的世界，作用更加强了吧！"小茯苓感叹道。

"我在想，这个声音这么使劲呼唤我，是不是想告诉我什么事情？它刚才伸出手拉我，其实并不想伤害我？而是想求助我帮忙？"小茯苓问，小伙伴们面面相觑，不知道如何回答。"我想过去问问它，到底有什么事情？"

"小茯苓，你可别冒险了，万一它想害你呢？"林夏夏不放心。

"小茯苓，你不要命了，咱们都打不过它，它的爪子，比刀都硬。刚才要不是朱雀来了，咱们都得被拖进去。"毛毛虽然觉得它可怜，但也不想让小茯苓冒险。

小茯苓犹豫了，她有种感觉，朱雀的徒弟并不坏，它不想害自己。

正在这时，这个声音再次传过来，"小茯苓，我不想害你，我想求你帮忙。"

小茯苓看看四周，大家好像都没有听到这个声音。

"求你了！我快被烧死了！求你了！"这个声音继续持续着，但变得越来越微弱。

"我这次一定在安全的距离，我保证！"没等大家同意，小茯苓就跑了过去。

"我来了！但我不敢靠近你，你告诉我，为什么急于找我？"小茯苓冲着火炉问。

火炉没有一丝声音传来，但烈火仍旧熊熊燃烧着。

"你怎么啦！"几个小伙伴跑过去，想拉走小茯苓。

"你告诉我，我一定帮你，刚才你是不是要找我帮忙？而不是想伤害我？"小茯苓一边挣扎着，一边大声喊道，"你别犹豫，我不会再叫你师傅，你告诉我就行！"

"小茯苓，我知道你能听到我的声音，但他们都听不到。"火炉中突然传来一个低沉的声音，紧接着，伸出一双黑色的爪子，紧紧抓住了火炉，两束蓝光在火光中射出。小茯苓不由得倒退了几步！

浴火重生

"小茯苓，你千万别跑！求你了！我，我刚才不是想害你，我只是快被烧死了！我师傅也不理我！它只是将我关在这火炉中，我知道它的好意，希望我能重生。但是它没有传我修炼之术，我一直用法力苦苦地支撑。"火炉中低沉的声音时断时续，好像有一个人用尽全身力气在说话，"到了今晚，就到了七天七夜，我，我的法力就消耗尽了，我就会化为灰烬。"

"化为灰烬？！"小茯苓吓坏了，"可你师傅说你会重生！"

"自从我冒犯天条以来，师傅它再也不理我，不肯同我说一句话。刚才，我想叫你，给师傅传句话！求求它救救我！"火炉中断断续续的低沉声音突然停止了。

"你怎么啦！别睡过去！快醒醒！"小茯苓大声喊着，但，火炉中再也没有任何声音。

"我去找你师傅！你千万坚持住！"小茯苓说完，冲出门去，快速冲到朱雀身边，跪在地上，使劲推着它喊："快醒醒！快救救你徒弟！求求你了！要不它会死的！"

突然，朱雀一跃飞到了天上，张开翅膀，在黑夜中好像一团巨大的火焰，冷笑着说："我们师徒之间的事情，不用外人插手！你一而再、再而三地惹我！就别怪我不客气了！"

田小七、毛毛和林夏夏也跑了出来，"坏了，生气了！小茯苓，你怎么又把朱雀大人给吵醒了！"

"你的徒弟没有得到你的修炼之术，它支撑不过今晚，它会被烧死的！它得不到重生！"小茯苓一心只想救下这个生命，她豁出去了，她站了起来，毫无畏惧地与朱雀对峙。

"那是它活该！是它让你来求情的？"朱雀更加愤怒了，它扑闪着两只巨大的翅膀，染红了一大片天。

"你心里放不下它，对吗？"田小七大声喊道。

"胡说！我早已放下它！"朱雀不承认。

"放下就是宽恕！就是原谅！"田小七的话让人无法辩驳。

"我最最尊敬的朱雀大人，您那么宽厚仁慈！饶恕您的徒弟吧！你不是说很喜欢这个徒弟吗？"毛毛也来凑热闹。

"就是！你烧死它有用吗？还不如给它个重生的机会！要不它真要死了！"

"我已经听不到您徒弟的声音了，您再不过去，它就死了！"小茯苓一心要说服朱雀。

朱雀早已心软，它愣住了，往昔的一幕幕场景映入脑海，它重重叹了口气："唉！"

朱雀走到火炉旁边，闭上眼睛，念着什么，火炉中的火越来越旺，大家仿佛看到有个身影，重新站起来，在里面翩翩起舞。

不知道过了多久，"砰"的一声巨响，火炉炸开了，一个巨大的身影飞出来。

"你们看，这是不是传说中的凤凰！"田小七失声喊出来。

"还真是呢！真的是凤凰！"小茯苓惊呆了，林夏夏不说话了，只是呆呆望着。

"这就是传说中的百鸟之王！"毛毛感叹道，"太美了！"

这只凤凰从炸开的火炉中飞出，从熊熊燃烧的烈火中得到了重生，但是它却一直盘旋，没有离开。

"它为什么不走？"毛毛问。

"它留恋自己的师傅，在跟师傅告别呢！"小七给出一个合理的解释。

只见朱雀抬起头，眼眶里泪水盈盈，望了一会儿凤凰，大声喊道："走吧！你这不长进的徒弟！别再闯祸了！一定记住自己的使命！"

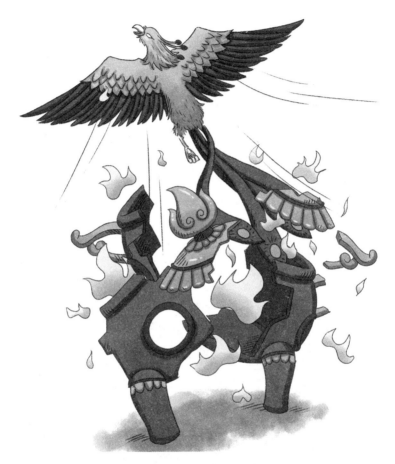

凤凰又盘旋了一会，恋恋不舍地飞走了。

"这就是传说中的凤凰涅槃、浴火重生吗？"田小七望着渐渐远去的凤凰问。

"小七，你说的什么呀？"毛毛仍旧一句话都没有听懂，小茯苓和林夏夏都会心地笑了。

"又笑，又笑！你们这些人，净说别人听不懂的话！小七，你一定要改改学霸的毛病，尽量用一般人能听得懂的语言说话。"毛毛提意见。

"就你听不懂，我们都知道！"林夏夏学毛毛，做了个鬼脸。

"我的意思是说凤凰在烈火中得到了重生。毛毛，你也很厉害，我发现你最近进步很大，刚才说了不少成语呢！"田小七开始夸奖毛毛。

"是吗？你也听出来啦！其实我正在学习中，慢慢来！"毛毛禁不住夸，顿时有点小得意。

"好了！你们完成任务了！可以走了！"朱雀突然说。

"这个，这就是我们的任务？！"小茯苓惊呆了，怎么也想不到这竟然是任务。

"拥有一颗仁爱之心和一个宽广的胸怀比任何知识和能力都重要！"朱雀问，"你们说对吗？"

"这倒是！品德是最宝贵的。"小茯苓调皮地笑了，"我猜，是不是我们该爬上你的背，去下一站了。"

"是的。不过我也有个问题，你们回答对了，才能上来。"朱雀突然发问。

"朱雀大人，以前青龙和白虎都没有这一关呀！"毛毛问。

"所有事情不会一成不变，所以人要适应变化。"朱雀说，"我最近被徒弟惹得经常心烦，吃什么中药好？"

松树林的秘密 97

"我看看您的舌头！"小茯苓说。

朱雀伸出舌头。

"您是热证，您的舌尖这么红，应属心火亢盛。您住的地方这样热，又因为徒弟的事情心烦，所以事情、环境和体质，都是造成您心火亢盛的原因。"小茯苓全面分析道。

"那我吃什么药比较好？"

"啊！治病的话，您应该找医生呀，不该问我们。"田小七弱弱地说。

"我爸爸给我讲过，这时候需要使用善于清心火的药物。比如栀子、黄连等。"小茯苓流利地回答出来。

"真不错，小茯苓，怪不得他选了你！"朱雀忍不住夸赞

心火亢盛

一般会出现心烦、失眠，严重会出现神志异常，同时有舌尖红、口舌生疮的表现。

栀子和黄连

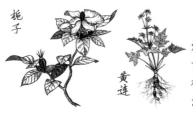

栀子为茜草科植物栀子的干燥成熟果实，黄连为毛茛科植物黄连、三角叶黄连或云连的干燥根茎。二者都属于清热药，善于清心火。但因其性味苦寒，不能长时间服用，否则会损伤脾胃。

了一句，"快上来吧，我要出发了！"

"朱雀大人，他是谁？白虎先生也说他选择了我，但是他到底是谁？"小茯苓很好奇。

朱雀笑了："他是谁？你以后会知道的！快走吧！"

"好了！保重吧！这就是下一站！"朱雀把小伙伴们放下，翅膀一抖，就要飞走。

"我有个问题，难道你不是人吗？你也不变身吗？"毛毛有些好奇。

"我？似人非人，似仙非仙，一切谜底终究会揭晓！"朱雀说完，看了一眼毛毛，飞走了。

"它冲我笑了！我刚刚看到它笑了！"毛毛说。

"鸟儿怎么会笑？你又说傻话了！"林夏夏不信。

"它真笑了！"毛毛大声争辩着，可没人相信。

"毛毛你先别闹。你看，这里的房子也很古怪！"田小七呆呆地看着。

听见田小七的话，毛毛转身看到了一座黑色宫殿，漆黑漆黑的，走近一些，就能感觉到一阵阵寒气迎面袭来，毛毛不由得打了一个寒战。

走进玄武宫

　　这座黑色宫殿的正中挂着一块牌匾，上面刻着"玄武宫"三个大字。

　　"玄武宫？"田小七一愣。

　　"这里面又会是什么动物？"毛毛问。

　　"咱们遇到了青龙、大白虎、朱雀，根据这个规律分析，玄武宫里应该还是动物，并且是我们从没见过的动物！体型巨大的动物！"田小七总结说。

　　"可白虎堂里面有白虎，朱雀门里有朱雀，那玄武宫里岂不是有玄武？那玄武又是什么？"小茯苓问。

　　"要不咱们进去看看？"林夏夏说。

　　"林夏夏，你厉害呀！敢于挑战了？你不害怕了？"毛毛很惊奇，林夏夏从未主动提出过探险，她总是躲得远远的。

　　"我以往害怕，但现在不怕了，我们见到的青龙、大白虎、朱雀，它们虽然样子有些吓人，但对咱们都没有恶意，再说，万一遇到危险，你们也不会丢下我！"林夏夏笑了。

玄武宫的门并没有锁，一推就开。

玄武宫的构造与白虎堂、朱雀门相似，首先进入前院，里面有一个正殿、两个偏殿。

小伙伴们站在院子里，这时已到正午，阳光高照，但却寒意顿生。

"这么冷？我好冷！"林夏夏抱紧了双臂。

"真的很冷！这里让我想起了寒塔。"小茯苓也很冷，她搂住了林夏夏。

"咱们去屋子里暖和暖和吧，真的太冷了！"田小七快步走到正殿门口，伸手打开门，里面传来了两个吵嘴的声音。

"我说得对！"

"你说错了！我说得才对！"

"我说你能不能安静会儿？！"

"你才乱呢！一直在我耳朵边唠叨，烦死了！"

"你再说，我把你赶出去！"

"你赶赶试试！"

……

"这是谁在吵架？哎哟，这个屋子里更冷！"毛毛好奇地问，他也快步走过去，想伸头看看，门里什么人在吵架。

一只巨大的乌龟在里面，跟前有个高大的药柜子，面前有个大铜药臼子。

"小七，你看到了吗？是一只大乌龟！"

"我也看到了！可这只乌龟跟谁吵架呢？"田小七发出疑问。

"不知道呢！"毛毛同样疑惑。

"过去问问。"田小七建议道。

"这只乌龟不会还没吃饭吧？会不会把咱们俩当午饭？"毛毛又有了别的顾虑。

"毛毛，你又想多了！青龙、大白虎都不吃咱们，估计它更不会吃咱们！"田小七一点都不担心，还趁机调侃毛毛，"毛毛，我看是你自己饿了吧？"

田小七小心翼翼地走到乌龟的前面。

乌龟一对爪子抓着药杵，另一对爪子撑在地面上，正一心一意地捣药。

"您，您好！"田小七不知道怎么称呼这只大乌龟。

乌龟被田小七的问候吓了一跳，抬起头，伸长脖子，打量着田小七。

"我们有事请教您！"田小七继续说。

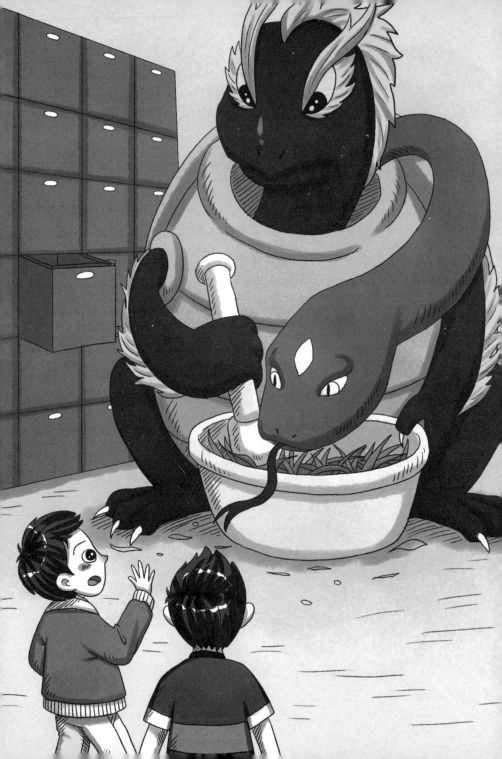

"这里就您自个儿吗？您刚才跟谁吵架呢？"毛毛仔细看了一遍，屋里没有其他人呀！

"跟谁吵架！你眼睛瞎了！只看到那只大龟，竟然没看到我！"突然，一条蛇从乌龟壳里窜出来。

这条蛇的头高高举起，吐着芯子，小小的眼睛狠狠地瞪着毛毛。

"我的天呀！"毛毛吓坏了，他拽着田小七就要跑，冲着小茯苓和林夏夏喊："千万别过来！这里有蛇！"

"别害怕！它不会伤害你们！它就是长得丑，嘴不好，但心不坏！"乌龟看小伙伴们被吓到了，慢慢地说。

"我丑？你才丑呢！你嘴更坏！"蛇气咻咻地说完，伸长了身体，问："你们是谁？干吗来了！"

"你回去！"乌龟伸出爪子，抓住蛇头，想塞回壳里。

不料，蛇从另一边又溜了出来，"你们到底是谁？"

"我来找爸爸，你们这里真冷！阿嚏！阿嚏！"小茯苓忍不住，开始打喷嚏。

"一点都不冷！我觉得很舒服！"蛇又伸出一截，开始打量小茯苓。

"夏夏在发抖！"田小七的惊呼声传来，只见林夏夏脸色苍白，正紧紧抱着自己的肩膀，浑身颤抖着。

"你怎么啦！夏夏！"小茯苓跑过去，急切地问。

"我太冷了！太冷了！"林夏夏的牙齿都在打颤。

"好像有点发烧！"小茯苓摸了摸林夏夏的额头。

田小七脱下外衣，给林夏夏披上，但好像不管用，林夏夏抖得更厉害了。

乌龟缓慢地用左爪子一撑，转过头来，看了一眼林夏夏，说："我们这里的确很冷，这个小姑娘可能感受了寒气。"

"冷！我怎么不觉得冷？！你又瞎说！"蛇不屑地说。

"你是个冷血动物，当然感觉不到冷！别废话！"乌龟说，"快拿药！"

"我才不拿！凭什么我要听你的！就不拿！"蛇任性地晃动着身子。

"你快点拿！治病救人要紧！"乌龟慢吞吞的声音里透出几分焦急。

"哼！我才不和你理论呢！拿什么药我说了算！"蛇伸长身子，窜到药柜里，不一会儿下来了，然后一口吐出来，"给你！都给你！老乌龟！"

"不对！拿错了！"乌龟看了看药说。

"怎么不对？她怕冷，又没汗！就是拿麻黄！"蛇不服气。

"这个小姑娘，看起来身体并不强壮，先别用生麻黄，咱们没有麻黄绒了，先用炙麻黄试试。"乌龟调药。

蛇一时反驳不了，恨恨地说："毛病这么多！要不你自己拿！"虽然这样说，但还是抻着身子，取回来了炙麻黄。

乌龟看了看药，说："熬上吧！"

"你就会指使我！整天什么也不做！"蛇嘟囔着，但还是把药吐进锅里，然后一吹，煮上了。不一会，药就煮好了。

"把药给小姑娘送过去。"

"你又来了！光使唤我！你自个送不行吗？"

"我走得慢！"

"你何止走得慢！干啥都慢！"蛇伸长了身子，嘴中嘟囔着，发着牢骚，但也没耽误干活。

"我说，你喝完药，会出汗，出汗后，如果再次着凉就糟糕了！快穿上这个东西！人类真是没用！"蛇说完，丢下一个古怪的东西。

田小七给林夏夏喂了药，小茯苓照顾林夏夏穿上了这个古怪的东西。

林夏夏喝下了药，不一会，汗就出来了，感觉没那么冷了，

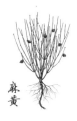

麻黄

炙麻黄

炙麻黄为生麻黄的炮制品，用蜂蜜作为辅料加热拌炒，炙麻黄药性比生麻黄缓和，适合身体不太强壮的人服用。如果治疗咳喘，炙麻黄也比生麻黄效果好，因为蜂蜜有润肺止咳的作用。

"这是什么呀！穿上之后，就感觉不到冷了。"

"我身上蜕下来的皮！"蛇没好气地回答。

"啊！我不要！"林夏夏吓坏了，她想脱下来。

"小姑娘，你可别脱，脱了容易冻着！"乌龟劝说林夏夏。

"别脱，林夏夏，这里真的太冷了！"小茯苓也有些坚持不住了，但她没好意思告诉大家。

"病好了，你们就赶紧走吧！我们这里不是你们人类待的地方，你们再不走，就会陷入危险！"乌龟提醒大家。

玄武宫之谜

"什么危险？是因为这里太冷了？"田小七问。

"不仅仅是冷，还有更危险的！快走吧！"乌龟催促着大家。

"我不走！"小茯苓坚持要留下。

"我知道你要找爸爸！"乌龟说，"但你爸爸不在这里。"

"我没有说要找爸爸，你怎么知道的？难道你见过我爸爸？"小茯苓很奇怪，自己明明什么都没说，但乌龟却什么都知道。

"我什么都知道。你快走吧，不走就危险了。"乌龟回答完，抓起药杵，想继续捣药。

"就知道吓唬人！"蛇继续拆乌龟的台，"你胆子小，我胆子可大着呢！"

"小心驶得万年船。"乌龟说完，又开始一心一意地捣药。

"懒得和你说！"蛇说完，缩回了乌龟壳里。

"您能告诉我爸爸去了哪里吗？"小茯苓着急地问。

乌龟却一句话也不说，只是在那里捣药。

小茯苓还想问，但是田小七却拉了拉她，"小茯苓，你开始发抖了，坚持不了多长时间，我们先出去，要不然会冻着！"

"灵儿，你有办法吗？能变出保暖的衣服吗？"小茯苓虽然冷，但她感觉不能离开，这里一定有爸爸的线索，乌龟一定知道什么。

"我？我想想！"灵儿歪着脑袋想了一会，然后念念有词，小爪子在空中抓来抓去，不一会，小爪子里居然多了四件小皮袄。

"这么小！"

"着急什么！"灵儿使劲吹这四件衣服，吹了一会，四件小衣服逐渐变大了。

"穿上吧！"灵儿扔给大家。

"为啥不变羽绒服？"毛毛一边穿起来，一边嗔怪着。

"那我可不会，我都没见过你说的什么羽绒服。"

"算了，算了，凑合穿吧，我说你怎么不早点拿出来？"

"我刚才没想到，并且这也不是真的皮袄，这是我变的，只能坚持一个时辰，一个时辰后就消失了。"灵儿无奈地说。

穿上这件神奇的皮袄，大家感觉不到寒意了。

四个穿着皮袄的小伙伴重新站到了乌龟身旁。

"你们还挺有办法！"乌龟停下捣药，偏过头，看着他们。

"我们不怕寒冷，这点小事，算得了什么！我们本事大着呢！"毛毛还想继续吹牛，但被小茯苓制止了。

小茯苓想继续打听爸爸的消息，她感觉乌龟无所不知，"您能告诉我爸爸去了哪里吗？"

"去了一个神奇的地方，和一个神奇的人在一起，再多的话我也不能说了，你们只能自己去寻找答案。"乌龟看起来很为难。

"你别吹牛了！我看你也不知道！"蛇又冒出来。

"真的，听我的，你们走吧！这里很危险！"乌龟摇摇头。

"求求您，告诉我怎么办？我不怕危险，只要您告诉我办法，我一定能做到。"小茯苓央求乌龟。

"我们都能帮助她！"田小七、林夏夏和毛毛几乎齐声说出来。

"你们别求它了！它什么也不知道！哼！我跟它这么多年了，它几斤几两我还不知道！"蛇添油加醋地说。

"我怎么不知道！你瞎说！"乌龟生气地反驳蛇。

"你知道，你说呀！你说呀！"蛇吐着信子，喊道。

"那好吧！你们去试试吧！就在这个宫殿里，你们去找找一颗夜明珠。"乌龟停了一会，"找到后，我们就能从夜明珠上看到你爸爸在哪里了。"

"你家里的东西，你都不知道在哪里，我们怎么找得到？"毛毛觉得不合理。

"你别骗他们了！你哪里有夜明珠！我怎么没有见过？"蛇不信。

"信不信由你们，找不找也随你们！"乌龟不再说话，继续捣药。

小茯苓想再问问，但乌龟已经不再说话了，它好像也听不见了。

"走吧，小茯苓！"田小七拉了拉小茯苓的胳膊。

"小七，你说这里有夜明珠吗？"

"小茯苓，我也不确定，但这是唯一的希望。只要有一丝希望，就应该去努力。"田小七的话总是那么温暖，"咱们先出去四处找找吧！看这个样子，估计不会在这个正殿里。"

小伙伴们出了正殿，"咱们要不先去偏殿看看吧！"毛毛提议。

一侧偏殿的门没有锁上，一推便开了，"这里面没有人！"毛毛蹦蹦跳跳地跑进去。

不料，一只毛茸茸的大手突然伸出，一把勒住了毛毛的脖子，同时一个恶狠狠的声音低声喝道："别动！你要是乱动的话，我要你的命！"

侧殿里的壮汉

"好汉！我一定不动！"毛毛一动都不敢动，他被这个人牢牢地控制住了！

小茯苓踏入侧殿，被眼前的景象惊呆了，只见毛毛被一个体格魁梧的大汉勒住了脖子，他留着络腮胡子，浓浓的眉毛拧在一起，两只眼睛如铜铃般。"叔叔！你放下他吧！有什么难处告诉我们！"

田小七问："你是谁？干吗要抓住毛毛？"

"快想想办法呀！"林夏夏走进来，不知道该怎么办好了。

"你们是那个老狐狸派来的吧！"壮汉问。

"老狐狸？"壮汉的问题把大家问懵了，谁也没有见过一只老狐狸。

"叔叔，我们真没见过狐狸！更不是狐狸派来的！"小茯苓说。

"我说的是那只老乌龟，别看它说话慢！可狡猾得像只狐狸！"壮汉喊道。

"我们真不是它派来的！"小茯苓着急地辩解，"叔叔，你有什么为难的事情，我们可以帮你！快放了毛毛吧！"

"帮我？就你们这些毛孩子？"壮汉不信，"你们都不知道我遇到了什么？我已经被困在这里九十多年了！你们看！"

壮汉一只手抓住毛毛，一只手指着下方，大家才发现壮汉的双脚被一段粗粗的铁链锁住了。

"九十多年？"田小七和小茯苓面面相觑。

"爷爷！爷爷！我真的和乌龟一点关系都没有。您快放了我吧！"毛毛听说这个壮汉居然困了九十多年了，赶紧改了称呼，继续央求道。

"您相信我们，我们很厉害！您抓住的这个男孩子，体育特别好，能做侧手翻！"小茯苓开始一一列举大家的优点。

"我真是个灵巧的胖子！"毛毛吃力地说。

"你再看看我旁边这个男孩子，他无所不知，几乎天下的事情都知道。"小茯苓指了指田小七。

"还有我旁边这个女孩子，她能预感未来发生的事情。所以我们一定能帮你！"小茯苓开始吹牛，她只想让壮汉放下毛毛。

"好了！你别吹牛了！"壮汉突然打断了小茯苓，"你帮我解答一下那个老乌龟提出的问题吧！"壮汉猛地放开了毛毛，大声说道。

"什么问题？"

"那个老乌龟问我，什么中药色如黑漆、甘如饴糖，我又不懂中药，我怎么回答。可回答不出来，它又不让我出去，我就被困在这里了！"

"这个嘛？让我思考一下。"小茯苓一听问题，心里乐开了花，她当然知道这是什么中药，爸爸讲过，她还吃过呢，但是，刚才既然吹了牛，这个时候一定要保持神秘感。

小茯苓坐下，双手合十，闭上眼睛。

"小茯苓干吗呢？"

"大概问题很难吧！"

"难道小茯苓真会法术？"

小伙伴们小声讨论着，小茯苓只是心里暗笑，默不作声。

突然，小茯苓睁开眼睛，说："我悟到了，是熟地黄！"

话音未落，壮汉的脚链应声而开，断裂在地上。

"你这么厉害！"壮汉非常高兴。

"你为什么来这里的？"毛毛问壮汉。

"我是来找宝贝的！可那个老狐狸不但不告诉我宝贝在哪里，还把我关起来！你们可不知道，这里藏着个宝库，如果能找到，一辈子就不愁吃喝了！"壮汉说完，一把抓住小茯苓，"跟我走，有了你们几个，我一定能顺利找到宝库！"

"我不走，我要找我爸爸！"小茯苓使劲想挣脱开。

"不走！这还能由得你？"壮汉使上劲，小茯苓根本挣脱不开。

毛毛悄悄走到壮汉后面，使劲往前一推。壮汉没留心，吓了一跳，差点摔倒，与此同时，他抓小茯苓的手也松了一下。

田小七趁机用力抽走小茯苓的手，拽着小茯苓就跑。

林夏夏和毛毛拉起铁链，绕过壮汉的脚，把壮汉一下子绊

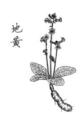

地黄

熟地黄

熟地黄，为玄参科植物地黄的干燥块根，属于补血药，具有补血养阴的作用，可以治疗血虚证，改善因肾精不足引起的小儿发育不良和成人的早衰。

倒在地。

等他爬起来、挣脱开铁链的时候，小伙伴已经跑开了，但房间并不大，他们很快就被壮汉逼到了墙角。

"这次看你们能躲到哪里去？"壮汉冷笑了一声，伸出两只大手。

小伙伴们挤到墙角，实在是无处可逃了。

小茯苓很害怕，她知道四个小伙伴加起来可能也打不过这个壮汉，她摸着墙，一点点向后退着，不知道踩到什么，脚下一空，拽着几个小伙伴就摔了下去。

"这么黑，这是哪里？"小茯苓醒过来，问："灵儿，在吗？"

"我在，等一会儿，我点个火！"灵儿的声音传来。

一束火焰在空中烧起来，借着火光，田小七、林夏夏和毛毛都在，太好了，一个都不少。

"这好像是个密室呢！"毛毛感叹着，他最喜欢密室，更喜欢玩密室探险的游戏。

"这里不但是个密室，那边还有一扇门，通往哪里呢？"田小七开始了探索。

"夜明珠会不会在门里？"毛毛问。

"不好说，但是这个密室里没有什么东西，我们去看看这扇门究竟通往哪里？"田小七使劲推了推门，门纹丝不动。

"这里需要武力！懂不？小七闪开！"毛毛说完，学着电影里撞门的动作，用足力气撞过去。

只听砰的一声，毛毛倒在地上，门纹丝不动。

小茯苓赶紧上前，扶起毛毛，然后摸索着门，摸到门闩。轻轻拉起门闩，门开了，灵儿一下飞了进去。

"还是需要智力！"林夏夏笑了。

"不能冲着一个方向使劲，换个方向，问题就解决了。"田小七笑了，"走吧，开始继续探险！"

"快来看！快来看！太不可思议了！"毛毛的惊叫一声接一声。

密室藏宝

小茯苓走进去，立刻感受到一片璀璨的光芒，十分耀眼，让她几乎睁不开眼睛。等慢慢适应了这片光芒，睁开眼睛，才发现这里居然是一个巨大的宝库，里面有一个个打开的箱子，盛放着各种稀世珍宝。

"这难道都是真的吗？"毛毛蹿过去，拿起一块翡翠，像是问自己，也像是问别人。

"应该是真的！"田小七看着这些财宝。

"那咱们岂不是发财了？"毛毛惊喜万分。

"就算都是真的，咱们也不能拿！"小茯苓说，"咱们找找夜明珠吧！"

"为什么不能拿？这些金银财宝又没有主人！咱们既找夜明珠，也顺便拿一块，又不卖，给爸爸妈妈带件礼物！"毛毛认为这没有什么。

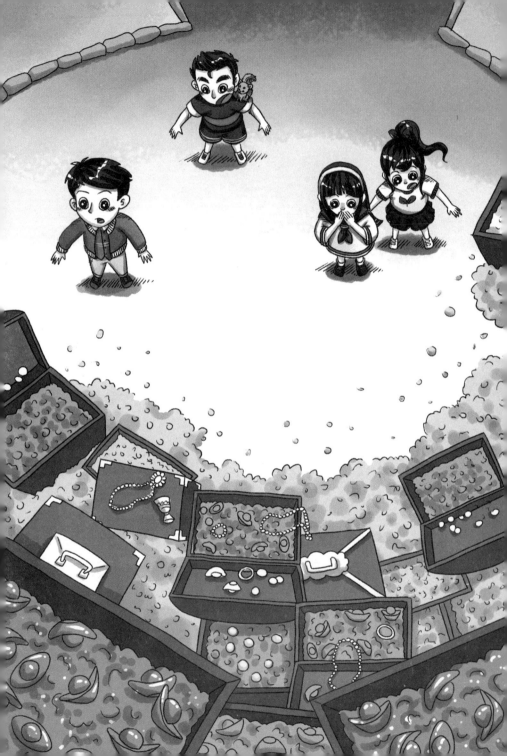

"毛毛，我也觉得不能拿！"田小七同意小茯苓的观点，"不是自己的东西不能拿，即使它没有主人。"

"谁拿了谁就是它的主人。"毛毛还是想拿，就拿一块，这么漂亮的翡翠，可以给妈妈打个手镯，妈妈肯定喜欢。

"真的很漂亮，但我也觉得不能拿。"林夏夏也感觉不妥。

"毛毛，你给妈妈拿回去，她肯定不会喜欢，来路不明的东西怎么会收的安心呢？将来我们可以依靠自己的能力给父母买首饰！"田小七继续劝说毛毛。

"就你们事多，哼！"毛毛不情愿地放下翡翠，心里认可了小伙伴的话，但也有些舍不得这些漂亮的宝贝。

突然，壮汉冲了进来，"你们以为我找不到你们吗？你们这些自以为是的小孩！"

只听咣的一声，门在他身后关闭了。

他冲进来的时候，也被珠宝耀眼的光芒刺到了，赶紧用双手捂住眼睛，等慢慢放下双手的时候，大喊了一声："我终于找到了！我终于找到了！这么多财宝！我发财了！我发财了！"

说完，他拼命地往自己身上装财宝，所有的口袋装满了财宝，又用双手各拿了一大把，实在拿不了了，这才停下手。

壮汉带着金银财宝想出去，进来的门早已关闭了，从里面根本打不开这扇门。

壮汉快步走过去，抓住田小七的衣领，"快说！出去的门在哪里？要不我可不客气了。"

"我们也不知道！你别为难小七！"毛毛想拉开壮汉的手，但拉不开。

"你放开他，我给你找出口！"小茯苓大声喝道。

壮汉把田小七一推，恶狠狠地说："你给我赶紧点，要不然，你们可要小心了！"

小茯苓不理他，仔细观察着藏宝库的周围，希望找到开关，但是失望的是，没有找到任何线索。

"这边没有，我去那边找找。"小茯苓说完，顺着墙走。

"别耍花招！"壮汉小心翼翼地捧着金银财宝，恶狠狠地跟在后面。

小茯苓一边走着，一边思索着怎么摆脱这个家伙，突然，被绊了一下。她低头一看，地面有一个凸起的铁块，她下意识地用脚踏了一下，旁边居然轰隆隆地开了一扇石门。

"我能出去了！带着金银财宝出去了！我发财了！啊！救命！"壮汉兴奋地跑出去，却突然传来一声惨叫。

小茯苓往外一看，居然是一个深不见底的悬崖，而那个壮汉，早已和他的宝贝一起掉入了悬崖。

小茯苓头一晕，差点摔下去。危险正要发生的时候，胳膊被抓住了。

"小茯苓，你怎么啦！可别吓唬我！"林夏夏的声音传来，她力气不大，但却紧紧抓住了小茯苓的手臂。

紧接着，跑过来的田小七和毛毛赶紧一起抓住了小茯苓和林夏夏。

"好险！"毛毛想起了什么，"夏夏，你胆子变大了！"

"我也不知道，就是一个想法，小茯苓一定不能摔下去！"林夏夏说。

"见财起意，必有不测！"田小七看着悬崖意味深长地说。

"咱们先去找找夜明珠吧！"小茯苓回过神来，想起自己的任务。

"这倒是，先找夜明珠，找到夜明珠说不定也就能找到出去的线索了。"田小七提议，"我和毛毛找两边，小茯苓和林夏夏找中间。"

满地的金银财宝，仿佛冲着他们招手，毛毛的心怦怦直跳，他不断告诉自己："只找夜明珠！不能拿其他东西！"

"小茯苓，我突然有个感觉，前方有什么东西！"林夏夏说。

小茯苓也感觉到前方有一束光，特别璀璨，她和林夏夏向着光芒射出的地方，走过去，却见到一个五面宝盒，盒子五面各有一个开关，开关下方分别写着心、肝、脾、肺、肾。

"我们找到了！"林夏夏抑制不住喜悦，高兴地喊道。

"夏夏，我没吹牛吧，你真的能预言！"小茯苓笑了。

"什么样？我看看！谁说林夏夏是预言家？我才是预言家呢！"毛毛不信，"这不一定是夜明珠，可能只是个盒子！"毛毛看了，有些失望。

"你看这个盒子这么精巧，夜明珠应该就在里面！"

"我也感觉夜明珠在里面，我和林夏夏都能感觉到盒子里射出的光芒。"

"好了！那别猜了，赶紧打开吧！"毛毛急不可耐了。

"可是这里有五个开关。"小茯苓给大家看，"五个开关下各有五个字。"

"天呀！心、肝、脾、肺、肾？这是内脏？"毛毛问，"这怎么选？"

小茯苓瞧了瞧田小七，向他投去求助的目光。

"小茯苓，是不是选项应该和这里有一定的关系？"田小七开始分析，但也拿不准。

"很有可能！我想想，这里是黑色的，黑色的。对了，我爸爸给我讲过，在五行理论中，黑色对应肾，对应的季节是冬季，寒冷，这里特别冷！"小茯苓推断道。

"那就是按肾对应的开关了！"毛毛听了，急不可耐地按下了开关，盒子"啪"的一声，露出一个钥匙孔，再也没有动静。

"怎么回事？"毛毛问，"小茯苓，你的答案不对吧！还要开锁呢！"

"我的答案是对的，但好像还缺一把钥匙。"

"钥匙在哪里？"

"小茯苓，你还记得在白虎堂捡到的那个盒子吗？"田小七想起来什么。

"对，当时不让开，说到宝地才能开。对啊！这里不就是宝地嘛！"小茯苓取出那个小箱子，刚放到地上，这个小箱子居然就自动打开了，一把金灿灿的钥匙呈现在大家面前。

小茯苓拿起钥匙，完美地插入了锁孔中，盒盖猛然打开了，射出的光芒将整个房子照得通明，一颗晶莹剔透的夜明珠呈现在大家面前，周围的金银财宝顿时黯然失色。

"这可真是个宝贝！"毛毛惊叹道。

"带着它去找乌龟吧！"林夏夏很高兴。

"有个问题，咱们怎么出去呢？"小茯苓的问题把大家都问住了。

"要不咱们去出口的地方看看？是不是能想办法越过悬崖？"田小七提议，大家不作声，也没有更好的方法了。

小茯苓小心地抱着装夜明珠的盒子，当她走过石门的时候，不经意往外看了一眼，大叫一声："悬崖，悬崖！你们快来看！"

神奇的夜明珠

"悬崖怎么啦？"毛毛听到这话，窜过去一看，悬崖上面出现了一道长长的铁索桥，直通对面。

"怎么啦？"田小七赶过来。

"真奇怪！这里出现了一个桥，但不知道通往哪里？"毛毛看着这个铁索桥。

"刚才怎么没有呢？"林夏夏问。

"应该是贪财的人不能过去！那咱们能过去吗？安全吗？"小茯苓问。

"只有这一条路，咱们只能走过去试试！"田小七说。

"我先去试试！"小茯苓抱着盒子就要往铁索桥上走。

"这种事应该先让男孩子先来！"毛毛拦住了小茯苓，他挺了挺胸脯，走了过去，抓住侧链。

"毛毛，你一定抓紧，不知道这个桥结实不结实！"小茯苓提醒毛毛。

毛毛点点头，抓紧侧链，慢慢地走过去，到了对面，大声喊道："挺结实的，快过来吧！"

田小七第二个走上桥。他抓住了侧链，打量了一下桥，却感觉脚下模模糊糊有几个字，他俯下身子，用手擦了擦，上面刻着："步入铁桥，即刻开启，时间有限，桥身断裂！"

"坏了，这个桥可能有倒计时！"田小七提醒大家，"别慌乱，沉住气，但是要快！要快！"

说完，田小七在前面带路，快速跑着，小茯苓和林夏夏在后面紧紧跟着。

终于到了对面，田小七跳上石阶，反手抓住小茯苓，把小茯苓拉上来，然后伸出手拉林夏夏，"快！夏夏！拉住我！"

林夏夏点点头，放开抓着侧链的手，去拉田小七，但就在

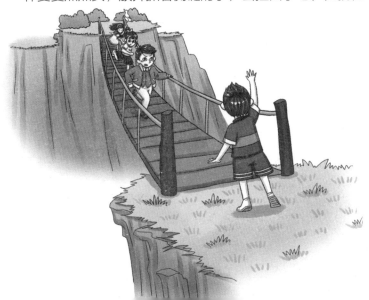

这时，桥身中间突然断裂了，林夏夏直直往下摔去，紧急中，她重新抓住了铁索桥侧链，在空中飘荡着。

田小七吓坏了，他趴下身子，伸出手臂去抓林夏夏，但是却抓不着。

灵儿见状，快速念了几句，变出一根绳子，飞到林夏夏身边，捆好了林夏夏，把绳子另一端递给了小茯苓他们。

大家使劲把林夏夏拉了上来。

"吓死我了！"林夏夏捂住胸口。

"你反应真快！一把就抓住了铁链。"毛毛赞叹道。

"跟你学的！回去之后，我要好好锻炼身体！"林夏夏笑了。

"看来我也有优点！"毛毛有点得意。

"什么叫你也有优点，你优点多着呢！"林夏夏笑了。

"这里有条道，咱们看看能出去吗？"小茯苓喊着。

走在路上，"小茯苓，刚才说的炙麻黄是什么意思？"田小七憋了好长时间，终于有机会问。

"生麻黄就是直接晒干的麻黄，炙麻黄是用蜂蜜作为辅料炒过的。"

"用蜂蜜炒，那岂不是吃起来甜甜的？"毛毛咽了一下口水，"等回到咱们的世界后，我也要尝点炙麻黄。"

"药能乱吃？毛毛，你也太馋了！"林夏夏感到毛毛不可思议，居然想吃药。

"就是尝尝，又不多吃。"毛毛争辩着。

"小茯苓，什么叫恶寒？这生麻黄和炙麻黄有啥区别？"田小七问小茯苓。

"我听爸爸说，人在发生外感疾病的时候，容易有恶寒的情况，就是特别怕冷，而且盖被子、多穿衣服还是觉得冷，这是身体感受了风寒导致的。"

"哦，我记起来了，咱们在寒塔的时候，夏夏也是第一个中招，我记得当时夏夏好像就出现了恶寒的表现，咱们都没出现，是不是每个人的体质都不一？"田小七问。

"你没记错！"小茯苓赞许地看着田小七，什么知识进入他的脑袋，好像进了保险库一样。

"小七，你的脑袋真好用！我怎么没有你这个好脑袋呢！"

体质

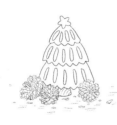

体质是由先天遗传和后天获得所形成的。每个人的体质都不一样，所以容易感受的邪气不一样，得病之后的发展也不一样。林夏夏阳气偏不足，和小伙伴们在一起，她最容易感受寒邪。

恶寒

当一个人感觉怕冷，增加穿的衣服或盖的被子，或靠近火取暖，仍感到寒冷不能缓解，称为"恶寒"。

毛毛大呼小叫着。

"我脑袋没你好，你比我聪明。其实，我就是接触了新知识后，自己喜欢多重复几遍，也就记住了。"田小七笑了。

"走到头了，这里有扇门，我刚推了推，好像能推开，咱们一起使劲，把这扇门推开。"田小七叫几个小伙伴。

"来，一二三，使劲！使劲！再使劲！"

只听"咣"的一声，门推倒了，几个小伙伴也摔倒在地上，抬头一看，居然又回到了正殿，乌龟还在捣药呢。

"你们回来了？"乌龟看着他们。

"你们行啊！我以为你们回不来了呢！"蛇也伸出身子，把头凑过来。

"不是吹牛！哥儿几个，经历了多次历险！还好好地站在这里，这说明了什么！"毛毛爬起来，拍拍身上的灰尘，开始吹牛。

小茯苓也爬起来，取出装着夜明珠的宝盒，交给乌龟。

"这个你们也找到了？"乌龟有些佩服几个小伙伴。

"你们没看到别的？没拿别的？"蛇瞪着小眼睛问道。

"不是自己的东西，不拿！"小茯苓回答。

"就是，感觉自己挺富有了，不用拿那些破玩意。"毛毛的话酸溜溜的，"再说，咱也没觉得危险呀！"

"因为你们很勇敢！"乌龟忍不住夸赞了一句。

"什么呀！他们是不贪财！"蛇又开始争论。

"又勇敢、又有智慧、又不贪财，好了吧！别废话了，快干活！"乌龟对蛇说。

"又让我干！凭什么活都让我干！"蛇一边发牢骚，一边把夜明珠盒子打开。

随着盒子开启，一片光芒照射出来，将整个大殿照得通明，大殿中寒意减去，竟生了几分暖意。

这时，乌龟前腿离地，居然慢慢地站起来，它举起双爪，双手合十，口中又吐出一颗夜明珠，只是个头小一些，向大夜明珠射过去。

当两个夜明珠碰撞的时候，出现了一个人的影像。

"是爸爸！"小茯苓惊叫着，她扑过去。

"别碰夜明珠！"乌龟喝停了小茯苓，"你一碰它，它就停止了。"

小茯苓赶紧缩回双手，小伙伴们也只敢在旁边看着。

夜明珠上的画面不断转换，跟着爸爸到了一个门前。

灵儿看到这扇门，说："我知道你爸爸去了哪里！"

"小家伙，你终于认出来了！"乌龟笑了。

"哪儿？哪儿？让我瞧瞧！"蛇凑过头看了究竟，"我道是什么神秘的地方，原来是这里！"

白胡子爷爷

"这是哪里？哪里？"毛毛问。

"跟我来，你们就知道了！"乌龟慢慢地往外爬去。

"你倒是快点呀！急死我了！"蛇恨不得一个箭步跑出去。

"有本事你自己走！"乌龟继续慢慢爬。

跟着乌龟，终于慢慢走到了门口。

"打开门！"乌龟说。

"哼！我就知道又是我！每次都支使我干这个干那个！"
蛇不情愿地打开门。

几个小伙伴走出门，却发现森林里出现了一大片空旷的地
方，出现了几个熟悉的宫殿。

"这里怎么和来的时候不一样了？难道咱们走的是后
门？"毛毛的问题抛出去，却没有人回答。

"你们看！青龙殿、白虎堂、朱雀门这么近，不对呀！我

感觉以前挺远的！"田小七也奇怪，那几个熟悉的宫殿牌匾上分别写着青龙殿、白虎堂、朱雀门。

"这有什么奇怪的，你再看看他们，认识吗？"乌龟说。

远远走来一个少年，着一袭青衣，眉目俊秀，长发飘逸。

"这不是青龙吗？"林夏夏一眼就看出来了。

"你们看那边！"小茯苓喊出来。

一个红衣女子，英姿飒爽地站在那里，冲他们笑了。

"这是谁？"小茯苓问。

"你们认识！"乌龟说。

"是朱雀大人？"毛毛抢先猜道。

"是的！"

"我上次就说朱雀冲我笑了，你们都不相信，你们看，她就是人，人当然会笑了！"毛毛猛然想起来，觉得自己很有理。

"我可不是人！"朱雀又笑了。

"那你是鬼还是神？"毛毛小心地问。

"毛毛，你怎么连这个问题都搞不懂，她是神，是神兽！"小茯苓悄悄回答了毛毛。

"那他是谁？"毛毛指着一个白衣人，高大健壮，长须飘逸。

"这个你也认识！"乌龟还是让他们猜。

"难道他是大白虎？"小茯苓继续猜。

"你果然是有缘之人，他没说错！"乌龟惊叹道，"好了，

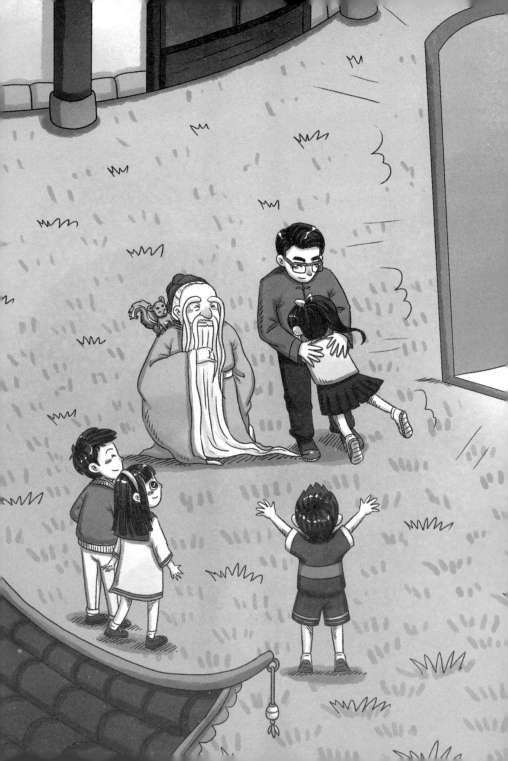

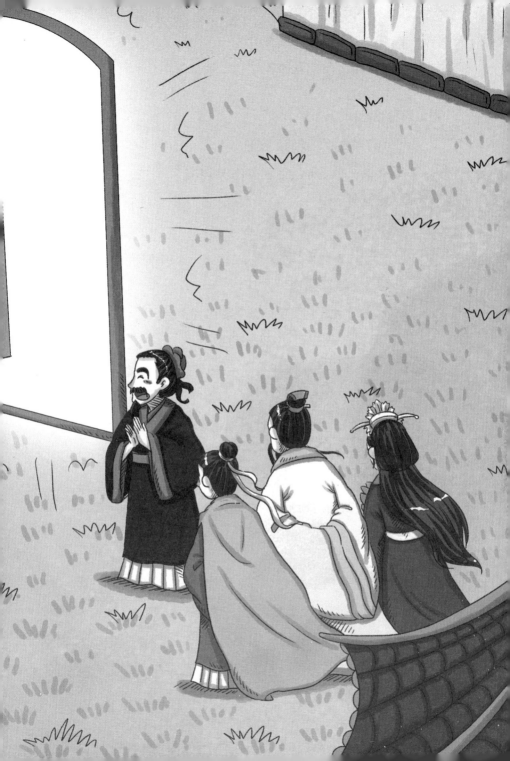

最后看看我吧！"

"讨厌的乌龟，是我们！我们！"

小茯苓回头看乌龟，但乌龟和蛇都不见了，出现了一个黑衣长者，慈祥可亲。

"您是乌龟？"小茯苓猜。

"不全是。"黑衣长者笑了，忽然，他的口中响起另一个声音："你才是乌龟，我是蛇！是蛇！"

黑衣长者又恢复了原态，"其实我名为玄武！"

"原来玄武就是你！"小茯苓明白了。

"错！错！玄武是我们！"黑色长者口中又响起另一个声音。

"他没有说错，你们都是勇敢、不贪财和有智慧的孩子！"黑色长者用原来的声音说。

"还有善良和宽容！"红衣女子大声喊道。

"他们还拥有知识的力量！"青衣少年和白衣男子几乎一起说道，他们望着对方，也笑了。

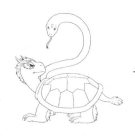

玄武

色黑，属水，居玄武宫，代表冬季寒冷之象。

"所有的考验都结束了，您就别藏着了！出来吧！"玄武大喊着。

话音未落，四座宫殿中央，出现了一道门，和夜明珠上出现的门一模一样，一位老者从门里走出来，胡子很白，很长，几乎到了地上。

"爷爷！爷爷！"灵儿看到他，高兴地飞了过去，站在他肩膀上，亲昵地蹭着他的脸。

白胡子爷爷笑了，他伸出手，慈爱地把灵儿拢在怀中。

"白胡子爷爷！"小茯苓走上前，大声喊道。

"你认出我来了？小茯苓！"白胡子爷爷笑了。

"要不是您帮我，我都走不到这里！"小茯苓充满了感激。

白胡子爷爷笑了："是你们依靠自己的力量走到这里的，而我和灵儿，或许在某些时候，拉了你们一把。你不觉得奇怪吗？为什么阿正有的时候功力那么差？为什么七个娃娃要你们去保护？为什么灵儿有时候不使用法术？"

"对！这就像药物不可能战胜疾病，人类要依靠自己才能战胜疾病，药物的作用就是在某些时候，拉咱们一把！"这个声音听起来那么熟悉，但是很久很久没有听到了。

小茯苓听到这个声音，眼泪一下涌了出来，"爸爸！爸爸！"

"好孩子！是我，咱们又见面了！"爸爸笑着从白胡子爷爷身后走出来。

"爸爸，我终于见到您了！"小茯苓一头扑进爸爸的怀里，哭了，"爸爸，您不知道我多想您！您为什么不等等我？"

"爸爸本来很担心的，担心你们离不开我！可是白胡子爷爷告诉我，作为父亲，不可能陪孩子一辈子，一定要舍得放手。白胡子爷爷说得对，你们做得很好！爸爸很开心，你们越来越棒！"爸爸没有回答小茯苓的问题，只是搂着小茯苓，温柔地说。

白胡子爷爷说："小茯苓，你是我们挑选的人，你，又挑选了他们！因为你们都是有使命的人！"

"小茯苓"的秘密

"挑选？使命？"小茯苓疑惑了，白胡子爷爷的话她一点
都不懂。

"小茯苓，你在重新进入六座邪塔的时候，是不是看了很
多照片？"

"对！我记得看到了很多照片。"小茯苓回忆起来，"但是
那些照片中断了，中断在，哦，对了，最后出现了一棵松树。"

"不对，小茯苓，我记得松树是一个起点。"林夏夏纠正说。

"对，松树是起点，是我记错了。"

"那你知道为什么吗？"白胡子爷爷问。

"不知道，我和松树有什么关系？"小茯苓问。

"那要问问我啦！"一个黑黑的硬物冲了过来，是大家刚
到这个世界时遇到的黑色硬物。

"这个黑东西是什么？"小茯苓下意识地后退了一步。

"别看我外面黑，人家，人家。"黑黑的硬物突然脱去了外皮，变成一个不规则的白硬物，"人家里面可白着呢！"

"这是什么？"

"这是茯苓！"灵儿落在茯苓上面，笑着说。

"小茯苓，我给你讲过，松树在死亡之后，腐烂的地方会生出一种真菌。"爸爸说。

"茯苓，这就是茯苓？"小茯苓瞪大了眼睛，以往看的都是小块的茯苓，很少看到这么大个的。

"对！这就是茯苓。你妈妈在生你的时候，梦到了一棵松树，还有茯苓。"爸爸开始了讲述，"你们知道吗？松树死去腐烂之后，旁边就生出茯苓。古人敬仰松树，认为茯苓是松树的化身，是伏在松树旁的一团灵气，因此起了个名字叫伏灵。后来，才改成草字头的茯苓。"

"那后来呢？您就叫我小茯苓了！"小茯苓这才知道自己名字的由来。

茯苓

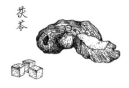

茯苓是多孔菌科真菌茯苓的干燥菌核，具有利水渗湿、健脾和安神的功效，能治疗水肿，脾虚引起的腹泻、不愿吃饭，或心神不宁引起的失眠等，但作用非常缓和，是药食两用的中药。

"是的，古人认为茯苓传承了松树之灵而化生为中药，继续为人们服务，所以给茯苓赋予传承创新的含义。作为爸爸，我希望你也能成为一个传承创新、不断探索的孩子。"

"叔叔，我们都要成为传承创新、不断探索的孩子！"田小七、毛毛、林夏夏一起说。

"对，是你们！少年强则国强！"爸爸赞同道。

"还有，我们选择了你们，希望你和小伙伴们回去之后，继续完成肩负的使命。"白胡子爷爷说。

"使命？什么使命？"小茯苓问。

白胡子爷爷笑了，"未知的使命。现在不能告诉你，等你回去之后，我就会安排你一一去完成这些未知的使命。为了协助你，我让灵儿跟着你。"

小茯苓愣住了，她不知道什么使命，不知道该说什么好。

"白胡子爷爷！我们仙草探险队，保证完成任务！"毛毛突然一个立正，冲着白胡子爷爷敬了一个礼，然后冲小茯苓做了一个鬼脸："我帮你答应了哈！"

小茯苓使劲点点头。

"还有，你们回去之后，会发现自己有很多改变！"白胡子笑着说。

"什么改变？我会不会变成魔法师？"毛毛问。

"你们会逐渐发生一些改变，但是不要担心，也不要太激动。"白胡子爷爷笑着说，没有直接回答毛毛的问题。

小茯苓还有问题，她问："白胡子爷爷，可我们怎么回去呢？"

"这个好说！"白胡子爷爷回头对爸爸说，"你就带孩子们走吧！"

"您放心！我也保证完成任务！"爸爸调皮地学着毛毛的口气说。

"我最后交代一句话，你们以后的经历会更加丰富、更加惊险，也会遇到一些匪夷所思的事情，但是一定要保持善良、坚持勇敢，不断去探索！"白胡子爷爷说完，把灵儿轻轻地放回小茯苓肩膀上，然后就消失了。

青衣少年、白衣男子、红衣女子、黑衣长者笑着冲他们挥了挥手，也消失了，茯苓也消失了，青龙殿、白虎堂、朱雀门、玄武宫也随之不见了。

这里又重新变回一片茂密的松树林，静悄悄的，只听见森林里鸟叫的声音。

结尾

"爸爸，咱们怎么回去？"小茯苓问。

"孩子们，看到那棵最大的松树了吗？我们就站在这棵松树下，等正午的阳光照射过来的时候，松树上就会出现一个黑洞，那就是我们回家的路。"爸爸带孩子们走到松树下。

"我还没玩够呢！这就要回去吗？太不过瘾了！"毛毛故作不舍。

"毛毛，你别说大话了，咱们几个就属你嘴馋，肯定最想回去！"

"夏夏，可别戴有色眼镜看人啊！我是想吃美食，但也想探险。不过说实话，我回去得好好学习了，知识真的太重要了！我要向小七学习！"

"毛毛，我很惭愧，我学了很多知识，但仅仅是知识。我应该跟小茯苓学习解决问题的能力，这个最重要。"

听到田小七夸自己，小茯苓的脸又红了。

"小茯苓，你脸红什么？"毛毛笑着问。

"孩子们，快看！"爸爸打断了说笑的小伙伴们，随着正午阳光的到来，松树上真的出现了一个黑洞。

"走吧，咱们回家去！"爸爸和孩子们一起走入黑洞之后，黑洞就立刻消失了，变成了一棵普通的大松树。

"我有多长时间没吃东西了！快饿死我了！真想赶紧回家，我要吃红烧肉、糖醋排骨……对了，邱叔叔，您说这次咱们一定能回去吧？"毛毛有些担心。

"爸爸，咱们能回去吗？"在黑洞中，小茯苓也一样担心。

"邱叔叔，你经常给我们探路，这次有没有提前探路？"毛毛问。

"叔叔，这条路一定是通往咱们的世界吗？具有唯一性吗？"田小七也不太放心。

"说实话，孩子们，我也不确定，这次没有探路。咱们试一试吧！大不了，我带你们继续探险！"

爸爸的话让孩子们更加担心起来，谁也不说话了，只是一直在黑洞里不停地走着。

忽然，前面出现了一道亮光，爸爸越走越快，最后冲着亮处跑起来，孩子们也跟着跑。

爸爸跑着跑着，突然一下消失了。

小茯苓眼看着爸爸又消失了，心急如焚，喊叫着跑过去。小伙伴们也跟着跑了过去。

一束更加刺眼的光射过来，大家不约而同捂住了眼睛，却感到脚下忽地踩空了，坠落了下去。

图书在版编目（CIP）数据

松树林的秘密 / 朱姝著 . —— 北京：中国医药科技出版社，2020.7
（中医药世界探险故事）
ISBN 978-7-5214-1823-1

Ⅰ . ①松… Ⅱ . ①朱… Ⅲ . ①中国医药学 – 少儿读物 Ⅳ . ① R2-49

中国版本图书馆 CIP 数据核字 (2020) 第 084266 号

美术编辑　陈君杞
版式设计　古今方圆

出版　中国健康传媒集团 | 中国医药科技出版社
地址　北京市海淀区文慧园北路甲 22 号
邮编　100082
电话　发行：010-62227427　　邮购：010-62236938
网址　www.cmstp.com
规格　880×1230mm ¹/₃₂
印张　5
字数　86 千字
版次　2020 年 7 月第 1 版
印次　2020 年 7 月第 1 次印刷
印刷　三河市百盛印装有限公司
经销　全国各地新华书店
书号　ISBN 978-7-5214-1823-1
定价　20.00 元

获取新书信息、投稿、为图书纠错，请扫码联系我们。